Benjamin Melzer

Effektiver Muskelaufbau:

Wie Du Dein Muskelwachstum wirkungsvoll förderst und Deine persönliche Topform erreichst

Inhaltsverzeichnis

Einleitende Worte

„Du musst nicht großartig sein, um zu starten. Aber Du musst starten, um großartig zu sein!“

– Les Brown

Hast Du es satt Dich beim Training auszupowern, aber keine Ergebnisse zu erzielen? Siehst Du manchmal andere Trainierende und denkst Dir: „Was würde ich nur dafür geben, so einen Körper zu haben“? Möchtest Du einen Körper, wie die ganzen Stars, bei denen die Frauen schwach werden?

Hast Du vielleicht schon mehrere Ratgeber zum Thema Muskelaufbau gelesen, aber entweder haben sie Dir Tipps gegeben, die viel zu aufwendig waren, um sie umzusetzen? Oder Du hattest das Gefühl, dass sie irgendwie nicht zu Dir passen?

Genau so erging es meinem besten Freund Christian damals. Er war recht schmächtig, obwohl er schon seit drei Jahren im Fitnessstudio angemeldet war.

Wir hatten uns beim Ju Jutsu – Training, einer Kampfsportart, kennengelernt und eines Tages fragte er mich, ob ich nicht auch einmal mit ihm zum Fitnesstraining gehen wollte. Denn damals sah ich auch schon recht durchtrainiert aus, weshalb er wohl dachte, dass ich ihm helfen könnte.

Nach ein paar Einheiten erkannte ich, dass er keine Ahnung hatte, was er da eigentlich macht.

Du musst wissen, dass ich kein lizensierter Trainer bin. Das war mir ehrlich gesagt zu teuer, für das Wissen, dass ich eh mittlerweile schon hatte. Viel wichtiger war jedoch, dass ich wertvolle Erfahrungen gesammelt hatte, die über Wissenschaft und Wissen als solches hinausgingen.

Seit über 20 Jahren mache ich Sport, von Fußball über Tischtennis, mehreren Kampfsportarten, wie Karate, Capoeira, Ju Jutsu, Muay Thai Kickboxen, Aikido und weiteren, bis hin zum Kraftsport.

Alle Sportarten hier aufzulisten, würde ein paar Zeilen in Anspruch nehmen. Genauso wichtig, wie die unzähligen Erfahrungen, die ich dadurch sammeln konnte, ist die Erfahrung, die Ärzte, Wettkampfbodybuilder, andere Kampfsportler, Physiotherapeuten und Profis in unzähligen Seminaren, Kursen und Zeitschriften an mich weiter gegeben haben.

Ich nahm Christian daraufhin also unter meine Fittiche. Ich machte ihm Trainings- und Ernährungspläne. Klärte ihn dahingehend auf, wie wichtig die innere Einstellung für Erfolg im Muskelaufbau ist.

Zudem zeigte ich ihm, worauf es beim Training wirklich ankommt und warum man dann statt sechs Tagen die Woche nur drei Mal ins Studio gehen muss, um Erfolg zu haben.

Ich klärte ihn über Nahrungsergänzungsmittel, die sogenannten „Supplements“ auf und auch darüber, was er essen sollte, um maximalen Erfolg zu haben.

Nach einem Jahr Training zusammen, sowie wertvollen Ratschlägen, sollten wir gemeinsam das Unglaubliche vollbracht haben.

Er hatte tatsächlich sechs Kilo Muskelmasse aufgebaut und gleichzeitig enorm viel Fett verloren. Doch was ist das Unglaubliche daran?

Dass er in seiner Situation im Jahr nur maximal noch etwa fünf Kilo Muskelmasse aufbauen konnte. Wir haben es also geschafft, nicht nur das Maximale aus ihm rauszuholen, sondern sogar mehr!

Doch nicht nur das. Fünf Kilo Muskelmasse im Jahr aufzubauen, wenn man mehr isst, als man verbrennt, ist ja im Prinzip nicht so schwer. Du kennst das sicherlich unter dem Begriff der „Massephase".

Gleichzeitig jedoch Fett zu verlieren, finde ich unglaublich.

Ich möchte Dir hier keine leeren Versprechungen machen, wie sie in nahezu jedem Ratgeber zu finden sind. Aber ich habe das Wissen und die Erfahrung aus 20 Jahren im Sportbereich nicht nur an ihn weitergegeben.

Mittlerweile habe ich einer Anzahl an Trainierenden im hohen zweistelligen Bereich wertvolle Ratschläge für ihr Training geben können, die sie sonst nur für viel Geld bekommen hätten.

Und diese Erfahrungen und das Wissen möchte ich in diesem Buch an Dich weitergeben.

Dieses Buch richtet sich in erster Linie an Männer, die in einem Fitnessstudio trainieren. Deshalb wundere Dich bitte nicht an der einen oder anderen Stelle über die Wortwahl.

Jedoch können auch Frauen und Menschen, die zuhause trainieren, dieses Wissen anwenden und erfolgreich ihren Traumkörper dadurch bekommen.

Denn in diesem Buch habe ich bewusst darauf verzichtet abgedroschene Trainingstipps zu geben, die nur für bestimmte Leute gelten. Stattdessen habe ich mich dazu entschlossen die Erfahrungen und das Wissen, welche hinter dem eigentlichen Training stehen weiterzugeben.

Denn manchmal sollte man lieber zusehen, dass ein Baum starke und weitreichende Wurzeln hat, ehe er in die Höhe wächst.

Es ist also unerheblich, wer das hier liest. Jeder kann etwas hieraus für sein Training gewinnen!

Ich habe mir echt viel Mühe gegeben, alles verständlich zu erklären. Außerdem kriegst Du hier kein 08/15 Wissen, wie bei anderen Ratgebern.

Stelle Dir vor, Du wolltest einen Fisch zum Essen. Ich könnte ihn Dir geben. Oder ich zeige Dir, wie man ein Netz knüpft, sodass Du so viele Fische selber fangen kannst, wie Du essen möchtest.

Was möchtest Du? Das Zweite? Das wirst Du mit diesem Buch bekommen.

Ich setze Dir keinen Hammerplan vor und gebe Dir nicht einfach Wissen. Außerdem kann ich Dir keine Muskeln anmeißeln.

Stattdessen lasse ich Dich VERSTEHEN, wie du selber Deinen Traumkörper erschaffen kannst!

Zusammengefasst erwartet Dich hier:

- Das Wissen und die Erfahrung aus etlichen Sportarten aus mittlerweile etwas über 20 Jahren. Und speziell im Fitnessbereich seit über 10 Jahren.

- Weiter die Erfahrung etlicher Trainer, Wettkampfbodybuilder, sowie einiger Yogatrainer, Kampfsportler, Profitrainer, Wissenschaftler, Ärzte und Physiotherapeuten, die ihr Wissen und ihre Erfahrung an mich weitergegeben haben.

- Ausschließlich Tipps und Tricks, die für Dich funktionieren!

- Endlich verstehen zu können, was funktioniert und warum, statt blind jedem Tipp zu folgen und zu erkennen, dass man in eine Sackgasse läuft.

Daraufhin geben nämlich die meisten auf, bis sie „irgendwann auch mal wieder mit Sport anfangen müssen".

Und das alles erwartet Dich, damit Du Deinen Traumkörper schnellstmöglich und so einfach wie möglich erschaffen kannst.

Denn Muskelaufbau macht nicht nur sexy, sondern unterstützt die Gesundheit und vereinfacht den Alltag.

Einige Vorteile von Muskelaufbau als Lifestyle auf einen Blick:

- Schützt die Gelenke, Bänder und Sehnen, indem die Muskeln sie entlasten

- Hilft auch mental an seine Grenzen zu gehen

- Hilft Schmerzen oder schwere Zeiten durchzustehen, weil man es dabei gelernt hat

- Verbessert das allgemeine Wohlbefinden

- Macht unter Umständen unwiderstehlich und bringt dadurch psychologisch betrachtet auch mehr Erfolg im Berufsleben. Weil gutes Aussehen und „Körperpflege" mit Erfolg gleichgesetzt werden.

- Dient als Ausgleich zum Alltag

- Beugt etlichen (wenn nicht sogar nahezu allen) Krankheiten vor

- Gibt Selbstbewusstsein

- Viele weitere Vorteile …

All das und vieles mehr kann Dir Muskelaufbau geben. Doch eine Warnung noch, ehe ich Dich ebenfalls in mein Wissen und meine Erfahrungen einweihe.

Du solltest körperlich belastbar sein. Falls Du das nicht bist oder Dir unsicher bist, kannst Du gerne alles lesen, aber ich übernehme keine Verantwortung für Deinen Körper und Deine Gesundheit. Gehe dann bitte zum Arzt und lass abklären, inwieweit Du Sport treiben darfst.

Des Weiteren solltest Du, um langfristig erfolgreich zu sein, es nicht ins Extreme treiben.

Trainiere sicher, trainiere regelmäßig und ausgewogen. Iss ebenfalls ausgewogen und regelmäßig.

Extreme sind immer schlecht. Gehe den Weg der goldenen Mitte und er wird Dich bis zum Ziel und weit darüber hinaus führen.

Mit diesen Worten leite ich nun das erste Kapitel ein. Viel Spaß beim Lesen! Und noch mehr Spaß beim Zusehen, wie Deine Muskeln wachsen.

Dein Ben

Kapitel 1: Die Fitnessindustrie – Mehr Schein als Sein?

„Nicht das, was Du nicht weißt, bringt Dich in Schwierigkeiten, sondern das, was Du sicher zu wissen glaubst, obwohl es gar nicht wahr ist.“

– Mark Twain (Schriftsteller, 1835 -1910)

Kommen wir in Kapitel 1 erst einmal dazu, grundlegend die undurchsichtige Fitnessindustrie zu durchleuchten.

Denn es ist bekanntlich nicht alles Gold, was glänzt. Und so verhält es sich eben auch in der Fitnessindustrie.

Es gibt viel zu viele Gurus von klein und schmächtig über extrem massig und fett, bis hin zu extrem muskelbepackt mit sehr geringem Körperfettanteil.

Personal Trainer sehen meist gar nicht danach aus äußerst gute Ratschläge geben zu können, wenn man sich muskelbepackte breite Typen oder Frauen vorstellt.

Der ein oder andere selbsternannte Guru hilft Dir hingegen angeblich in nahezu jeder Zeitschrift innerhalb von 2 Tagen 10 Kilo Fett abzunehmen und 5 Kilo Muskelmasse drauf zu packen.

Das ist natürlich übertrieben, aber genauso wenig erfolgsversprechend sind die meisten Versprechen in diesen Zeitschriften.

Doch warum gibt es diese Versprechen und diese ganzen verwirrenden Aussagen dann?

Wenn der Schein trügt...

All diese ganzen verwirrenden Aussagen und Versprechen gibt es, um einen gewissen Schein zu erzeugen.

Der Schein davon, dass man erstens so aussehen müsste, wie die Fitnessmodels und zweitens, dass man so aussehen kann, wenn man ein paar Tipps befolgt.

Doch was ist, wenn ich Dir jetzt offenbare, dass laut Schätzungen des Zolls, sowie einiger renommierter Sportwissenschaftler, jeder fünfte im Fitnessstudio leistungssteigernde Substanzen zu sich nimmt?

Jetzt wirst Du womöglich hellhörig. Da hattest Du also doch Recht mit der Annahme, dass der breite Typ bei Dir aus dem Fitnessstudio „stofft", oder nicht?

Nein. So einfach ist das leider nicht. Lass mich Dir am besten erst einmal schnell erklären, was mit leistungssteigernden Substanzen gemeint ist. Denn da gibt es meistens einige Illusionen und viel Halbwissen.

Des Weiteren hat auch die Einnahme von „Anabolika" mit dem Schein der Fitnessindustrie zu tun. Doch dazu ebenfalls gleich mehr.

Natural vs. „Anabolika“

Vielleicht hast Du die beiden Begriffe „Natural(-Bodybuilder)“ und „Anabolika“ oder „anabole Steroide“ schon einmal gehört. Aber was bedeuten diese Begriffe? Was ist ein „Natural (-Bodybuilder)“ und was sind „Anabolika“? Und was hat das mit der Fitnessindustrie zu tun?

Der Begriff „Anabolika“ stammt aus dem griechischen und ist im Prinzip ein Sammelbegriff für aufbauende Substanzen.

Mit aufbauenden Substanzen kann viel gemeint sein. Deswegen gucken die Leute mich auch manchmal komisch an, wenn ich ihnen sage, dass sie sich anabol ernähren sollten.

Wenn ich dann noch erwähne, dass sie ansonsten in einen katabolen Zustand kommen, sehe ich nur noch Fragezeichen in ihren Augen.

Aufbauende Substanzen können nämlich sowohl Proteine, als auch verbotene hormonelle Substanzen, wie anabole Steroide sein.

Bei Letzteren handelt es sich um künstliche Substanzen, die dem männlichen Testosteron ähneln.

Jedoch möchte ich das Thema in diese wissenschaftliche Richtung gar nicht weiter vertiefen. Alles, was Du dazu wissen musst, ist, dass es künstliche Substanzen gibt, die beim Aufbau helfen. Aber gleichzeitig haben diese Wundermittel natürlich ihren Preis.

Zum einen helfen diese Substanzen, dass man schneller regeneriert und somit schneller Muskeln aufbauen kann, zum anderen kann man damit auch Muskeln über das genetische Limit hinaus, aufbauen. Was für ein genetisches Limit, wirst Du Dich vermutlich fragen.

Jeder Mensch hat ein genetisches Limit, was den Muskelaufbau anbelangt. Doch dazu später mehr.

Der Preis, den man aber unter Umständen dafür zahlen muss, kann sehr hoch sein. Die Nebenwirkungen der Einnahme von Anabolika reichen von Herz-Kreislauf-Problemen über Leberschäden, bis zu Organversagen und somit bis zum Tod.

Es muss nicht eintreten, aber die Risiken sind nun einmal sehr hoch. Deshalb warne ich Dich eindringlich davor, Anabolika zu konsumieren. Die Gefahr ist nämlich sehr hoch, dass Du die „Nebenwirkungen" erst zu spüren bekommst, wenn es bereits zu spät ist. Viele Nebenwirkungen kündigen sich nämlich nicht vorher an, sondern treten dann einfach plötzlich ein.

Wie bei Flex Wheeler im Jahre 1997, als die Ärzte ihn warnten, er würde sein Leben aufs Spiel setzen. Doch das ist nur eine Geschichte von vielen. Falls sie Dich interessiert, wirst Du sicherlich im Internet fündig.

Zusammengefasst kann man sagen, dass Anabolika helfen, Muskeln aufzubauen. Aber es ist eben ein Pakt mit dem Teufel. Deshalb sollte man lieber die Finger davon lassen und „Natural" bleiben.

Natural meint, dass man ohne solche Substanzen trainiert und lebt. Nahrungsergänzungsmittel sind zwar auch oft in der Diskussion, weil keiner genau weiß, was dort untergemischt werden könnte. Jedoch kannst Du diese bedenkenloser konsumieren, als anabole Steroide.

Doch zu Nahrungsergänzungsmitteln erfährst Du im Laufe dieses Buches auch noch mehr.

Was Anabolika mit der Fitnessindustrie zu tun hat

Doch warum habe ich diese Unterscheidung in diesem Kapitel angesprochen?

Stelle Dir zur Beantwortung dieser Frage einfach Folgendes vor. Du gehst auf YouTube und möchtest wissen, wie man Muskeln aufbaut.

Du gibst einen Suchbegriff dazu im Suchfenster ein und schon erscheinen die ersten Videos. Super definierte oder/und muskelbepackte Menschen erzählen Dir, wie Du ganz einfach Muskeln aufbauen kannst. Innerhalb von 3 Tagen und ohne auf irgendetwas verzichten zu müssen.

Ach, und natürlich, dass das bei ihnen auch so funktioniert hat. Das erfährst Du natürlich auch!

Was Du nicht erfährst, ist, dass diese Leute womöglich seit 10 oder 20 Jahren trainieren, sich sauber ernähren und womöglich Anabolika nehmen, wenn sie mega muskulös und gleichzeitig ohne ein Gramm Fett am Körper sind.

Ich will ehrlich zu Dir sein. Man kann viel erreichen, wenn man sich „richtig" ernährt und weiß, wie man trainieren sollte. Aber mit 20 einen Körper wie ein Bodybuilder zu haben, obwohl man erst mit 16 angefangen hat, ist einfach ohne Anabolika nicht machbar!

Genauso wenig, wie das ganze Jahr mit einem Sixpack und dicken Muskeln herumzulaufen und zu behaupten, man wäre Natural.

Lass´ Dir nichts vormachen. Nicht alles ist Gold, was glänzt. Das heißt aber nicht, dass Du Dir keine Tipps holen solltest. Diese Menschen trainieren genauso hart oder härter, als alle anderen. Aber haben eben einen kleinen „Booster“ genommen.

Du sollst lediglich keinen Illusionen nachjagen.

Warum (Dir) Vieles nicht hilft

Und somit kommen wir zum letzten Abschnitt dieses ersten Kapitels.

Wie viele Bücher, Zeitschriften oder YouTube-Videos hast Du Dir bereits angeschaut? Ein paar? Oder vielleicht ganz viele? Und warum bist Du dann (noch nicht) da, wo Du körperlich sein möchtest?

Bist Du vielleicht sogar verwirrt bei den ganzen Ratschlägen und Weisheiten? Hast Du vielleicht sogar das Gefühl, keinem mehr so richtig vertrauen zu können und gibst daher meist lieber auf?

All das hat seinen (guten) Grund.

Dir soll und kann meist gar nicht durch solche Tipps geholfen werden. Das klingt sehr hart, oder?

Aber genau so ist es. Glaubst Du jemand, der damit seinen Lebensunterhalt verdient, anderen Menschen Tipps in Sachen Training zu geben, hat ein Interesse daran, nur EINMAL Geld zu verdienen? Oder denkst Du vielmehr auch, dass er/sie lieber mehrmals Geld verdienen würde?

Ich denke, wir sind uns einig, dass wir beide die Antwort kennen.

Und so gibt jemand, der seit 10 Jahren trainiert, sich super ernährt und womöglich noch ein paar Anabolika nimmt, jemandem Tipps, dessen Alltag er nicht kennt, dessen Ziele er nicht kennt und von dem er auch sonst nichts weiß.

Ziemlich waghalsig oder? Oder würdest Du jemandem Mathe beibringen wollen, bei dem Du nicht weißt, in welcher Klasse er/sie ist und wie gut er/sie in Mathe ist?

Ich glaube nicht. Deshalb können diese Tipps Dir ja kaum helfen! Aber das ist denen egal. Solange sie Dich glauben lassen, dass sie Dir helfen können, können sie auch weiter an Dir verdienen.

Das öffnet womöglich gerade Deine Augen, weil es wie ein Schlag ins Gesicht ist. Aber genau das habe ich damit bezwecken wollen. Wach´ auf!

Nicht alles ist Gold, was glänzt.

Es wird viel geschummelt und viel getäuscht. Aber nun bist Du hoffentlich wachsam und hast den ersten wichtigen Schritt zu Deinem persönlichen Erfolg gemacht. Du bist aufgewacht!

Kapitel 2: Körper und Geist

„Wir sind, was wir denken. Alles, was wir sind, entsteht aus unseren Gedanken. Mit unseren Gedanken formen wir die Welt.“

– Buddha

Und was denkst Du gerade? Bist Du neugierig, was Du in diesem spannenden Kapitel erfahren wirst?

Das kannst Du auch. Denn dieses ist womöglich das wichtigste Kapitel des gesamten Buches. Darauf baut alles auf.

Du kannst Dir dieses Kapitel wie das Fundament eines überwältigenden Hochhauses vorstellen. Was meinst Du, was am schnellsten fertig gebaut ist? Das Fundament oder das Hochhaus? Hast Du schon einmal beobachtet, wie lange das Fundament eines einfachen Hauses dauert?

Im Vergleich zum Rest des Hauses, braucht das Fundament eine Ewigkeit. Aber wenn es richtig gemacht wurde, trägt es das Haus oder das Hochhaus nicht nur. Die Stahlträger sind dann fest mit dem Fundament verbunden und stabilisieren das gesamte Hochhaus!

Okay, das Fundament ist also enorm wichtig. Doch warum beachten wir diesen Grundsatz beim Hausbau seit mehreren hundert Jahren, aber wenden ihn nicht auf den Rest unseres Lebens an?

Weil wir uns einfach in schnelllebigen Zeiten befinden. Alles muss schnell gehen, alles muss gleich funktionieren und Zeit hat so gut wie keiner mehr.

Frage doch einen Deiner Freunde mal, ob er oder sie eine etwas größere Unternehmung machen möchte. „Keine Zeit" oder „Kein Geld" sind dann Phrasen, die Du womöglich sogar in Kombination zu hören bekommst.

Deswegen funktionieren so reißerische Überschriften ja auch so gut, die versprechen, dass Du in drei Tagen 10 Kilo Fett verlieren kannst.

Doch wo befindet sich unser Fundament? Ausgehend von der Überschrift dieses Kapitels und dem Zitat zu Beginn, wirst Du sicherlich schon eine Vermutung haben.

Unser Fundament befindet sich im Kopf. Gedanken formen unsere Welt. Alles, was wir sehen, wird zu Gedanken. Das, was Du grad liest, löst Gedanken in Dir aus. Und jeder Handlung geht ein Gedanke voraus. Wenn auch unterbewusst.

Stelle Dir einfach vor, Du befindest Dich in einer Fabrik. Um Deinen Traumkörper produzieren zu können, brauchst Du ein paar Dinge. Du brauchst Rohstoffe, die richtige Technik, die richtigen Maschinen, Qualitätskontrolle, einen Plan und so weiter.

In diesem Kapitel beschäftigen wir uns damit die Maschine zum Laufen zu bringen, sodass sie ein möglichst gutes Produkt produziert. Dieses Produkt ist Dein Traumkörper, auf den andere Männer neidisch sind und dem Frauen hinterher schauen.

Eine geistige Maschine, die einwandfrei läuft, ist der Unterschied, wieso manche Menschen erfolgreich sind und andere eben nicht.

Doch dieses Wissen, wird Dir in den meisten Zeitschriften oder Ratgebern nicht vermittelt. Und Du weißt ja bereits, was mit dem Haus passieren kann, wenn das Fundament erhebliche Mängel hat oder gar nicht erst gebaut wurde. Das ganze Haus stürzt irgendwann zusammen. Besonders je höher es werden soll.

Deshalb lass uns keine weitere Zeit verschwenden.

Die Maschine zum Laufen bringen

Das wichtigste, um Deinen Traumkörper entstehen zu lassen, ist nämlich erst einmal, dass die Maschine läuft. Also bringen wir sie zum Laufen!

Doch wie? Damit die Maschine läuft, muss sie in Gang gesetzt werden. Sie muss sich also bewegen. Sie braucht „Motion“. Und dafür braucht sie dann wiederum, was? Motivatoren!

Sie braucht etwas, dass sie antreibt. Und das ist sehr wichtig. Denn, wenn sie die falsche Motivation hat, wird sie nicht lange laufen. Mit anderen Worten: Wenn DU die falsche Motivation hast, wirst Du Dein Ziel nicht erreichen oder nicht, wie Du es möchtest.

Doch was ist eine falsche Motivation und wie findest Du die Richtige?

Du merkst, dass die Motivation falsch ist, wenn sie von außen kommt. Diese Motivation wird auch „extrinsische Motivation“ genannt.

Wenn Dir die Gesellschaft, Deine Freundin, Dein Kumpel oder sonst wer eintrichtert, dass Du Muskeln haben musst, dann wird Dich das höchstens nerven. Vielleicht motiviert es

Dich auch. Aber das Training wird dann eher zur Qual. Und wenn Du keine Lust auf das Training hast, dann gibst Du ja auch bei dem kleinsten Hindernis auf, weil Du dann Ausreden findest, weshalb Du nicht weitermachen kannst.

Leute, die mit der falschen Motivation starten, hört man auch oft sagen: „Ich wollte nächste Woche auch wieder mit Sport anfangen." Oder „Ich muss auch mal wieder Sport machen."

Wenn ich jedes Mal einen Cent bekommen hätte, wenn jemand diese Phrasen benutzt hat, dann wäre ich jetzt ziemlich reich. Das kann ich Dir sagen.

Okay, alles, was andere Dir erzählen, kannst Du also vergessen. Ausgenommen von Ärzten! Wenn es um Deine Gesundheit geht, solltest Du schon auf Fachleute hören! Aber dann wird daraus meist eine starke „intrinsische Motivation". Doch dazu gleich mehr.

Außerdem kannst Du Motivation vergessen, die ein bestimmtes, konkretes Ziel zum Gegenstand hat. „Ich möchte für meine Hochzeit 10 Kilo abnehmen"; „Ich möchte muskulöse 80 Kilo wiegen".

Das sind alles ehrenhafte Ziele und bringen einen enormen Motivationsboost. Besonders, je näher die „Deadline" rückt. Aber was ist danach? Danach lehnst Du Dich womöglich zurück und alles, wofür Du so hart gearbeitet hast, wird nach und nach zunichte gemacht.

Deswegen kommen wir dazu, wie Du mindestens einen Motivator für Dich finden kannst, der Dich zum langfristigen Erfolg führt.

Dazu musst Du Dir lediglich ein paar der folgenden Gedanken machen. Was sind die Vorteile vom Muskelaufbau? Warum ist es womöglich sinnvoll, regelmäßig Sport zu treiben? Und wie plant man die Sporteinheiten, sodass sie sich, wie Zähneputzen, in den Alltag integrieren lassen?

Diese Fragen kann ich Dir nicht beantworten. Ich kann und werde lediglich in diesem Buch darauf eingehen und Dir helfen, den richtigen Motivator für Dich zu finden. Zum Teil werde ich diese Fragen beantworten, zum Teil eben nicht. Und da kommst Du ins Spiel!

Wenn Du mitspielst, wirst Du Deinen Traumkörper nicht nur schneller als alle anderen entstehen lassen können, sondern auch über Jahre, oder sogar bis ins hohe Alter, erhalten können!

Anwendungstipp: Öffne ein Textdokument und schreibe Dir folgende Fragen auf:

1) **Warum treibe ich Sport?**
2) **Was hat Sport für Vorteile?**
3) **Was passiert, wenn ich keinen Sport treibe?**
4) **Wann habe ich diese Woche Zeit, Sport zu treiben?**

Du kannst das Textdokument jederzeit ergänzen und ändern. Aber drucke es Dir aus und hänge es Dir gut sichtbar irgendwo hin, wo Du es oft siehst! Nach jeder Änderung druckst Du es erneut aus und ersetzt das alte Dokument.

Die letzte Frage kannst Du aber offen lassen, schriftlich zu beantworten. Mache Dir lediglich immer Gedanken dazu oder schreibe Die Antwort mit Bleistift darauf, sodass Du sie jede Woche wegradieren kannst.

Nachdem die Maschine läuft, musst Du sie richtig einstellen

Du hast die Maschine nun also in Gang gebracht. Doch nun musst Du sie natürlich richtig einstellen, sodass sie möglichst fehlerfrei und gut produziert. Und dafür bedarf es bestimmter Einstellungen.

Diese werden nun kurz und knapp dargestellt. Du musst sie aber 1 zu 1 befolgen, wenn Du bestmögliche Ergebnisse erzielen möchtest.

1) Gib alles. Jedes Mal. Nimm Dich im Training nicht zurück. Dein Körper wird Dir schon zeigen, was Du kannst und was Du nicht kannst.

   Ich ertappe mich selber manchmal bei dem Gedanken „heute nicht so viel zu machen“. Aber das ist die falsche Einstellung. Dann wirst Du nämlich auch nicht viel schaffen, obwohl Dein Körper dazu in der Lage wäre.

   Zieh also durch, was Du tun musst. So gut Du kannst.

2) Bleibe dran! Erfolge kommen zwar manchmal über Nacht, aber sie brauchen Wochen, Monate, Jahre an Vorbereitung. Hab Geduld und bleibe dran.

3) Gib 110%. Ich habe es bei der Einstellung 1) schon einmal angeschnitten. Aber es ist wichtig, dass Du im Training alles gibst. Und am besten noch 10% mehr! Denn das „Mehr“ macht Dich besser und stärker.

Denn, wenn Du immer das Gleiche tust, wirst Du immer das Gleiche erhalten. Logisch oder? Also musst Du eben mehr machen. Ganz einfach.

4) Siehe das Training nun als Teil Deines Alltags. Wie Zähneputzen. Es gehört ab sofort zu Deinem Leben. Plane es ein.

   Jeder Mensch hat 24 Stunden am Tag. Und wenn Heidi Klum, Warren Buffett mit seinen 85 Jahren, Mark Zuckerberg und viele andere extrem beschäftigte Leute Sport treiben können, kannst Du das auch! Nimm Dir die Zeit! Ausreden zählen ab sofort nicht mehr.

5) Hoffe nicht auf ein Wunder. Wenn Du einen perfekten Zeitpunkt brauchst, hier ist er. Der beste Zeitpunkt anzufangen, war gestern. Der zweitbeste ist heute. Also los!

6) Und zu guter Letzt: Du brauchst diese Einstellungen und Deinen Motivator aus dem letzten Abschnitt womöglich JEDEN TAG. Mit einem Mal ist es nicht getan. Sei darauf vorbereitet.

   Falls Du einen kleinen Arschtritt brauchst, schaue Dir Motivationsvideos auf YouTube an. Sie können Dich dabei weiter unterstützen.

Drucke diese Einstellungen aus, befolge sie und Du wirst einen Körper erschaffen, wie Du ihn noch nie hattest.

Lass´ die Maschine nicht stillstehen

Die Maschine läuft. Sie produziert hervorragende Ergebnisse. Doch was ist das? Plötzlich tritt ein Problem auf. Die Maschine geht kaputt.

Was nun? Nun solltest Du die Maschine wieder Instand setzen. Du solltest Deine Motivatoren und die richtigen Einstellungen wiederfinden. Und die Maschine wieder zum Laufen bekommen.

Okay, und was tust Du, wenn es eine Krise gibt? Wenn Dir langsam die Mittel ausgehen?

Weiterproduzieren! Einfach weiterproduzieren. Du stellst dann die Produktion doch nicht einfach ein!

Doch was heißt das nun für Dich und Deinen Traumkörper?

Das heißt, dass wenn Du mal eine stressige Zeit hast oder müde bist, Du einfach weitermachen musst. Das Training ist nun fester Bestandteil Deines Lebens. Du MUSST es durchziehen. Auch wenn Du Dich lieber auf die Couch setzen und Fernsehen schauen würdest.

Vereinfacht ausgedrückt: Lass´ Dich nicht unterkriegen!

Wenn Du krank wirst, kurier die Krankheit aus und dann greife wieder an. Ich wurde schon so oft krank. Vermutlich öfter als die meisten anderen, was daran lag, dass ich immer an meine Grenzen gegangen bin. Und wenn man am Rand des Abgrundes spaziert, fällt man halt manchmal runter.

Nachdem Du die Krankheit aber auskuriert hast, solltest Du Dir Deine Motivatoren und Einstellungsliste zu Hand nehmen, vielleicht das ein oder andere Motivationsvideo schauen und wieder weitermachen!

Das gilt auch für stressige Zeiten und sonstige Probleme. Lass´ Dich nicht unterkriegen!

Rituale oder bestimmte Gewohnheiten können da helfen. Trainierst Du zum Beispiel immer montags, mittwochs und freitags, dann fällt es Dir leichter wiedereinzusteigen.

Denn immer wieder planen und schauen zu müssen, wann man trainieren kann, kann sehr stressen und unter Druck setzen. Das führt oftmals dazu, dass man demotiviert wird, weil einem förmlich alles über „den Kopf hinaus wächst".

Behalte lieber einen kühlen Kopf. Der Alltag ist schon stressig genug.

Aber etwas sei noch vorweg gesagt. Wenn Du erst einmal sitzt, wird es schwerer wieder aufzustehen.

Damit meine ich, dass Dich eventuell etwas aus der Bahn wirft. Daraufhin wird es Dir schwerer fallen, Dich aufzuraffen und womöglich erst einmal eine ganze Weile dauern, bis Du wieder die gleiche Leistung bringen kannst. Sei Dir dessen bewusst und gehe trotzdem zum Training.

Nimm hin, dass es so ist, akzeptiere es und geh´ trotzdem zum Training, wenn Du wieder gesund bist.

Genauso verhält es sich, wenn Du müde bist. Geh trotzdem. Punkt. Keine Diskussion.

Und mache es Dir nicht schwerer, als Du es eh schon hast. Wenn Du beispielsweise nach der Arbeit, Uni oder sonst was, nach Hause kommst und müde bist, solltest Du Dich nicht erst noch hinsetzen.

Denn eins führt zum anderen. So sitzt Du, wirst noch müder, legst Dich hin, schläfst ein und der Tag ist gelaufen. Und so verläuft vermutlich auch der Nächste.

Ich will ehrlich zu Dir sein. Von 365 Tagen im Jahr gibt es vielleicht 2, an denen ich mich wirklich vorbereitet, ausgeschlafen, motiviert und kraftvoll genug für das Training fühle.

Ich gehe aber trotzdem. Und das im Endeffekt immer mit Erfolg. Denn auch wenn ich wenig schaffe, habe ich mehr gemacht, als wäre ich nicht gegangen. Mit folgendem Zitat möchte ich das Kapitel nun beenden, weil es das eben Gesagte noch einmal super abschließt:

„Wir sind, was wir wiederholt tun. Exzellenz oder Erfolg ist also keine Handlung, sondern eine Gewohnheit.“

– Aristoteles (griechischer Philosoph um 384 bis 322 v. Chr.)

Kapitel 3: Diese Mythen sabotieren Deinen Erfolg!

„Wir leben eben in einer Gesellschaft, in der kein Gesetz verbietet, mit der Verbreitung von Unwissen oder in manchen Fällen Blödsinn, Geld zu verdienen.“

-Tom Hanks (Schauspieler)

Nach diesen lehrreichen zwei Kapiteln, die die Grundlage für alles weitere bilden, möchte ich mit ein paar Mythen aufräumen. Diese Mythen liegen wie Steine in Deinem Weg zum Erfolg. Deshalb lass´ sie uns gemeinsam zur Seite räumen.

Viel hilft viel

Michael meinte letzte Woche zu mir, dass er drei Stunden im Fitnessstudio war. Und fragte mich anschließend, ob das nicht krass sei. Ich schaute ihn an und meinte, wie lange er denn schon so exzessiv trainieren würde.

Er meinte ganz stolz, dass er schon seit drei Wochen so trainiert. Ich wunderte mich, wie er das durchhalten würde. Doch die Lösung kam eine Woche später. Er war krank.

Eine Woche später unterhielten wir uns und er meinte, dass ich zugelegt hätte. Ich nickte lächelnd. Er hingegen hatte kein bisschen zugelegt. Ganz im Gegenteil. Irgendwie hatte ich das Gefühl, er wäre dünner. Und das bevor er krank wurde!

Anschließend fragte er mich, wie oft ich denn trainieren würde. Du hättest mal seinen Gesichtsausdruck sehen sollen, als ich ihm sagte, dass ich lediglich drei Mal die Woche für jeweils eine Stunde trainiere.

Und warum würde ich dann zulegen, meinte er schnippisch. Nun ja, weil die Muskeln eben in der Erholungszeit wachsen. Das Training schafft nur einen Anreiz dafür.

Man sollte also Training und Ruhephasen gleichermaßen ernst nehmen. Wenn man den Satz „Viel hilft viel" auf beides münzt, stimmt er. Aber dann muss man auch viel trainieren und viel pausieren.

Man kann gezielt Fett verbrennen

Leider nicht. Wo und wie viel der Körper an Fett anlegt, entscheidet er genetisch. Das bedeutet, dass einige Leute dickere Beine bekommen, andere einen dickeren Bauch und wieder andere eher dickere Arme.

Das Training erhöht dann nur den Kalorienverbrauch INSGESAMT. Das bedeutet, dass der Körper dann selber verteilt, wo das Fett zuerst und wo zuletzt schmilzt.

Jeder kann einen Körper wie ein Fitnessmodel aufbauen

Auch das stimmt leider nicht. Denn manche Fitnessmodels nehmen Anabolika und die meisten machen meist nichts anderes als sich auf das Training und die Ernährung zu konzentrieren. Einen zermürbenden Schichtbetrieb kennen viele also gar nicht mehr.

Dazu kommt, dass die Muskelfaserverteilung genetisch vorbedingt ist. Das bedeutet, dass manche einen größeren Arm bekommen können und andere bessere Beine. Und bei manchen ist Hopfen und Malz unter Umständen ganz verloren. Die können trainieren, was das Zeug hält, aber es wird nicht aussehen, wie sie sich das wünschen würden.

Ich schließe es somit also nicht aus, dass Du ein Fitnessmodel werden kannst. Ganz im Gegenteil! Lasse Dir von niemandem sagen, dass Du etwas nicht kannst oder werden kannst!

Aber JEDER kann eben kein Fitnessmodel werden.

Jeder kann ein Six- oder Eightpack bekommen, wenn er hart genug trainiert

Auch das stimmt leider nicht. Man kann zwar seine Bauchmuskeln sichtbar machen. Aber weder kann man garantieren, dass es ein Six- oder Eightpack wird, noch hat das etwas mit hartem Training zu tun.

Dass man die Bauchmuskulatur sehen kann, hängt mit dem Körperfettanteil zusammen. Und den kann man meist nur durch hartes Training verbunden mit sehr guter Ernährung senken.

Zudem ist es tatsächlich auch genetisch bedingt, wie die Bauchmuskulatur aussieht. Kannst Du ja gerne mal googlen. Du wirst überrascht sein, wie viel Glück bzw. Pech man mit dem Aussehen seiner Bauchmuskulatur haben kann.

Du kannst Fett in Muskeln umwandeln

Muskeln bestehen zum Großteil aus Proteinen. Viel fettiges Zeug zu essen, dann zu trainieren und zu glauben, dass einem wie von Zauberhand Muskeln eines Fitnessmodels wachsen, funktioniert also ebenfalls leider nicht.

Ernährung ist nicht so wichtig, wenn Du hart genug trainierst

Wenn Du eine Baustelle hast und ein Haus errichten möchtest, was brauchst Du? Harte Arbeit und Rohstoffe.

Was bringt mehr? Mehr Rohstoffe zu haben oder härter zu arbeiten?

Wenn Du keine Rohstoffe hast und Deine Arbeiter arbeiten lassen willst, was sollen sie machen? Sie können hart arbeiten, keine Frage. Aber das Haus wird dadurch trotzdem nicht fertig.

Denn die harte Arbeit wird dann so aussehen, dass sie einen Stein auf den anderen räumen. Weil sie aber nicht mehr

Steine haben, räumen sie die vorhandenen wieder ab und bauen sie wieder auf.

Was passiert aber, wenn Du viele Rohstoffe hast UND Deine Arbeiter hart arbeiten. Das Haus wird schneller fertig, als Du gucken kannst.

Deshalb macht Ernährung 60-70% des Erfolges aus, wohingegen Training nur 30- 40 % ausmacht! Doch zum Thema Ernährung mehr im nächsten Kapitel!

Du nimmst ab, wenn Du weniger isst

Ein weit verbreiteter Irrglaube ist, dass man abnimmt, wenn man wenig isst.

Diese Überlegung ist natürlich erst einmal gar nicht so fernliegend. Man nimmt dadurch weniger Kalorien zu sich, die man verbrennen muss und verbrennt dann dementsprechend also diese Kalorien und etwas mehr.

Aber was verbrennt man dann eigentlich?

Eine kleine Rechnung: Sagen wir jemand macht Sport und verbrennt 3000 Kalorien am Tag. Diese Person nimmt nun nur 2000 Kalorien zu sich. Die Differenz beträgt also 1000 Kalorien. Du verbrennst also 1000 Kalorien mehr, als Du zu Dir nimmst. Aber wovon? Von allem, was diese Energie bereitstellen kann. Dafür zersetzt der Körper Muskeln, baut Fett zum Teil ab und leert bestimmte Speicher.

Die Folge: Du nimmst ab. Zumindest an Gewicht.

Doch die Gefahr und das Fatale daran ist, dass der Körper merkt, dass grade etwas Lebensbedrohliches vor sich geht. Nämlich, dass Du nicht genug zu essen bekommst. Daraufhin passt sich der Körper an. Er macht Dich müde und fährt den

Stoffwechsel runter. Irgendwann nimmst Du dann auch nicht mehr ab. Auch wenn Du genauso wenig isst, wie zu Beginn.

Und noch etwas passiert. Die Muskulatur wird dabei immer weniger. Der Körper benötigt Muskeln nämlich nicht zum Überleben. Fett hingegen schon.

Du nimmst also ab, aber nur für eine bestimmte Zeit. Und was Du abnimmst, ist weniger Fett als Muskeln. Woraufhin sich Dein Gesamtumsatz an Kalorien verringert, weil Dein Körper ja auch nicht mehr so viel Brennstoff in Form von Kalorien, zum Erhalt der Muskulatur benötigt.

Iss also nicht weniger, sondern das Richtige!

Die bösen Fette und Kohlenhydrate

Vor ein paar Jahren hat jeder Fette gemieden. Weil Fette ja fett machen, oder? So war zumindest die Überlegung. Dazu kommt, dass Fett eine hohe Kaloriendichte hat. Ein Gramm Fett hat immerhin 9 kcal, wohingegen Kohlenhydrate und Proteine jeweils nur 4 kcal haben. Man benötigt also doppelt so viel Energie, um Fett zu verdauen.

Neuerdings sind Kohlenhydrate schlecht. Low Carb ist „in“.

Fakt ist: Man benötigt beides! Und nichts davon ist schlecht oder böse! Es kommt nur darauf an, aus welchen Quellen man diese Makronährstoffe bezieht und wann man sie zu sich nimmt. Genaueres dazu im nächsten Kapitel.

Wir haben nun schon einige Mythen entkräftet. Diese Steine sind Dir also schon einmal aus dem Weg geräumt. Nun kannst Du weiter Fortschreiten auf dem Weg zu Deinem Traumkörper.

Kapitel 4: Ernährungsbasics

„Der Mensch ist, was er isst.“

– Ludwig Feuerbach (deutscher Philosoph, 1804 – 1872)

Mache Dir bitte über dieses Kapitel keine Illusionen. Dieses Buch ist hauptsächlich darauf ausgerichtet, Dir einen bestmöglichen Einblick in Dein Training zu ermöglichen, um Deinen gewünschten Traumkörper endlich zu erreichen.

Die Ernährung spielt, wie Du im letzten Kapitel schon mitbekommen hast, eine enorm wichtige Rolle dafür.

Nichtsdestotrotz ist das Thema Ernährung eines eigenen Buches würdig. Sowohl vom Umfang, als auch von der Wichtigkeit.

Ein paar Grundsätze möchte ich Dir aber, so gesehen als Bonus, dennoch mitgeben!

Kalorien

Was sind eigentlich diese berühmten Kalorien, auf die jeder wie wild achtet? Wie viel braucht man ca. am Tag davon und was spielen sie beim Muskelaufbau für eine Rolle?

Kalorien sind Brennwerte. Sie sind eine Einheit, die angibt, wie viel Energie man benötigt, um alle Nährstoffe, die man den Tag über eingenommen hat, zu verbrennen und zu verwerten.

Auf der einen Seite beinhalten Lebensmittel eine bestimmte Kalorienzahl. Je nachdem, welche Nährstoffe, in welcher Menge darin vorhanden sind.

Auf der anderen Seite verbrennt der Körper, je nach Aktivität, eine bestimmte Kalorienzahl.

So weit so gut. Wenn der Körper weniger Kalorien aufnimmt, als er verbrennt, dann haben wir ein „Kaloriendefizit". Der Körper verbrennt mehr als er hat.

Jedoch nicht nur Fett! Es werden auch Muskeln zu einem gewissen Teil zersetzt, sodass der Körper Proteine zur Verfügung hat und Kohlenhydrate werden auch hier und da „herausgenommen".

Man kann höchstens die Verteilung ändern, indem man die Kalorien, die man zu sich nimmt, klug auf diese drei Makronährstoffe aufteilt.

Wenn man mehr Kalorien zu sich nimmt, als man verbrennt, dann legt man an Gewicht zu. Ob diese Gewichtszunahme darauf basiert, dass man „dicker" wird oder „muskulöser", bemisst sich auch wieder daran, welche Nährstoffe man in welchem Verhältnis und zu welcher Zeit zu sich nimmt.

Komplexes Thema. Ich weiß.

Vereinfacht gesagt:

Kaloriendefizit = Gewichtsreduktion

Kalorienüberschuss = Gewichtszunahme

Begehe jetzt aber nicht den, im vorherigen Kapitel bereits angeschnittenen Fehler, dass Du einfach nichts mehr essen möchtest und dann glaubst „definiert" auszusehen.

Warum nicht? Weil Du, wenn Du einfach weniger isst, auch weniger der folgenden Nährstoffe zu Dir nimmst und sowohl Deine Muskelmasse, als auch Deinen Körper gefährdest.

Fette

Die bösen Fette. Sie haben eine Kaloriendichte von 9 kcal pro Gramm. Und somit haben sie doppelt so viel Brennwert, wie Proteine und Kohlenhydrate. Aber wozu sind Fette nützlich? Und warum brauchst Du sie unbedingt für ein gesundes Leben?

Hier die unglaublichen Vorteile dieser angeblich bösen Fette:

- Fette sind, ebenso wie Kohlenhydrate und Proteine, Bausteine einer jeden Zelle des menschlichen Körpers.

- Sie unterstützen das Immunsystem

- Sie helfen bei der Hormonproduktion und wirken so bei den wichtigsten Prozessen im Körper mit

- Fette transportieren wichtige Vitamine (die nur fettlöslich sind!)

- Sie schützen die inneren Organe

- Und sind potente Energielieferanten. Sie liefern immerhin doppelt so viel Energie, wie die anderen Makronährstoffe.

Natürlich haben sie noch viele weitere wichtige Aufgaben, aber das waren die wichtigsten.

Wie viel Fett solltest Du pro Tag ca. zu Dir nehmen und aus welchen Quellen?

Die empfohlene Fettmenge liegt bei 30% der zugeführten Kalorien. Also wenn Du 2500 Kalorien zu Dir nimmst, bei ca. 750 kcal.

Welche Fette solltest Du zu Dir nehmen? Möglichst Natürliche, d.h. Fette aus Ölen, Nüssen, Fisch und Avocados zum Beispiel. Von verarbeiteten Produkten, die viele Fette enthalten, solltest Du eher die Finger lassen. Also Chips, Schokolade, Kuchen und Konsorten adé, wenn Du Dich gesund ernähren möchtest.

Ab und zu kannst Du aber natürlich zugreifen. Jedoch sollten diese letztgenannten Lebensmittel nicht Deine Haupternährung bilden. Bei manchen Menschen habe ich nämlich das Gefühl, sie essen diese Lebensmittel mehr als Reis, Gemüse oder andere gesunde Grundnahrungsmittel.

Proteine

Kommen wir als nächstes zu den Proteinen. Was sind eigentlich Proteine? Wieso spricht jeder davon und warum sind sie scheinbar so wichtig?

Die wichtigsten Funktionen der Proteine auch hier auf einen Blick:

- Muskeln bestehen aus Proteinen
- Proteine bilden im Körper Antikörper, die helfen Krankheitserreger zu bekämpfen
- Viele Hormone bestehen aus ihnen, oder sie helfen Hormone zu bilden

- Sie unterstützen das Nervensystem, indem sie Kanäle bilden, über die Signale weitergeleitet werden

- Sie unterstützen das Immunsystem und verbessern das Hautbild

Diese und viele weitere Vorteile haben Proteine. Den wichtigsten Grund für unser Anliegen, wirst Du bereits zu Anfang der Auflistung entdeckt haben. Muskeln bestehen aus Proteinen. Punkt.

Wenn Du Muskeln aufbauen willst, musst Du Proteine zu Dir nehmen. Nicht Kohlenhydrate, nicht Fette. Sondern Proteine!

Kein Kräuterbaguette der Welt kann es nach dem Training mit einem Eiweißshake oder einem ausgewogenen Gericht aus Proteinen, Kohlenhydraten und Fetten aufnehmen. Zumindest nicht, wenn es darum geht, dem Körper Baustoffe zur Verfügung zu stellen, aus denen Muskelträume sind.

Wie viele Proteine solltest Du am Tag zu Dir nehmen, um sicherzugehen, dass sowohl Deine Muskeln als auch Dein Körper optimal versorgt sind?

1,5 gr. pro Kilo Körpergewicht. Das heißt bei 70 Kilo solltest Du 70 x 1,5 gr. = 105 gr. Proteine zu Dir nehmen.

Jetzt rechne einmal nach, wie viele Proteine Du heute schon zu Dir genommen hast. Sämtliche Nährstoffangaben, sowie einen Nährstoff und Kalorienrechner findest Du zum Beispiel auf www.fddb.info

Ich wette Du nimmst viel zu wenige Proteine zu Dir und hast Dich deshalb immer vergeblich beim Training abgerackert und keine Ergebnisse gesehen.

Ein Hinweis noch, ehe ich Dir eine kurze Auflistung von proteinreichen Lebensmitteln gebe. Trinke genug, wenn Du

Dir keine Nierenprobleme einheimsen möchtest. Mindestens 2 Liter am Tag.

Sowieso solltest Du ab sofort auch darauf achten genügend Wasser zu trinken. Wasser ist wie ein Staplerfahrer in einem Unternehmen. Ohne Wasser kommt nichts an seinen Platz, wie es sollte.

So, und nun zu den proteinreichen, aber gleichzeitig mageren Lebensmitteln, was Fette anbelangt:

- Milchprodukte (Käse, Hüttenkäse, Magerquark, Milch, Joghurt,..)
- Fisch
- Rind
- Eier
- Hülsenfrüchte (Nüsse, Bohnen, Erbsen, ...)
- Gemüse, wie Spinat, Brokkoli, Grünkohl und noch einige weitere
- Schweinefleisch

Je magerer das Lebensmittel an Fetten, desto besser die Aufnahme der Proteine. Denn die gleichzeitige Aufnahme von Fetten mit Proteinen verlangsamt die Proteinverwertung

Kohlenhydrate

Kohlenhydrate sind, wie Fette, Energieträger. Sie haben jedoch nur eine Kaloriendichte von 4 kcal auf einem Gramm.

Das heißt sie sind schneller verwertbar und stehen dem Körper auch schneller zur Verfügung als die langsamen Fette.

Bei einem Sprint werden zum Beispiel hauptsächlich Kohlenhydrate vom Körper benutzt, wohingegen bei einem längeren und langsameren Lauf eher Fette benutzt werden.

Wenn also schnell Energie benötigt wird, kommen die Kohlenhydrate ins Spiel, die ja bei dem derzeitigen Low-Carb-Hype auch als böse gelten.

Kohlenhydrate haben aber auch sehr viele Vorteile. Hier die wichtigsten auf einen Blick:

- Kohlenhydrate beruhigen die Nerven

- Sie machen glücklich

- Sie sind Energieträger

- Sie füllen die Glykogenspeicher des Körpers, die im Training dringend benötigt werden

- Sie regulieren immens die Insulinausschüttung. Insulin ist ein Hormon, welches dazu beiträgt, Proteine in die Muskelzellen zu befördern. Aber Vorsicht! Gleichzeitig öffnet es dem Fett Tür und Tore, sich in Zellen einzunisten. Iss also am besten nie Fette mit Kohlenhydraten in Kombination!

Das waren nur ein paar der immens vielen wichtigen Funktionen von Kohlenhydraten, die nicht unterschätzt werden sollten!

Wie viele brauchst Du am Tag davon? Die DGE (Deutsche Gesellschaft für Ernährung) rät, die Hälfte des Energiebedarfs mit Kohlenhydraten zu decken. Also 50 % der 2500 kcal aus dem oberen Rechenbeispiel bei den Fetten.

Das entspräche 1250 kcal über Kohlenhydrate. Bei 4 kcal pro Gramm, wären das ca. 300 Gramm Kohlenhydrate pro Tag.

Das beste Timing ist übrigens eine Stunde vor bzw. nach dem Training, um zum einen genügend Energie für das Training zu haben und nach dem Training die Reserven wieder aufzufüllen.

Hier einige gesunde Kohlenhydratquellen:

- Reis
- Nudeln
- Kartoffeln
- Früchte
- Vollkornprodukte (-Brot, -Reis, -Nudeln,...)

Helle/Weiße Produkte enthalten in den meisten Fällen einfache Kohlenhydrate. Diese eignen sich am besten unmittelbar nach dem Training, um schnellstmöglich eine Insulinausschüttung auszulösen, wenn der Körper noch in Fahrt vom Training ist. Daraufhin werden Tür und Tore für die Proteine geöffnet, direkt in die Muskeln zu gelangen.

Ca anderthalb Stunden vor dem Training solltest Du eher Lebensmittel mit komplexen Kohlenhydraten, wie Vollkornprodukte oder Kartoffeln zu Dir nehmen, damit Du über eine etwas längere Zeit Energie hast.

Jetzt denkst Du womöglich, dass Fette da doch besser wären, aber diese brauchen zu viel Energie, um verwertet zu werden. Vergiss das nicht.

Mikronährstoffe

Ich möchte noch ganz kurz auf die sogenannten „Mikronährstoffe“ und „Spurenelemente“ eingehen, weil diese oft vernachlässigt werden, aber enorm wichtig sein können.

Du hast doch sicherlich einmal Mario Kart gespielt oder? Das Spiel, wo man mit Nintendofiguren Autorennen fährt und dabei Freude und Leid erfahren kann, wenn mal wieder jemand eine Bananenschale vor einem abgelegt oder einen von hinten mit einem Schildkrötenpanzer abgeschossen hat.

Grundsätzlich kannst Du das Rennen ohne jegliche Extras fahren und gewinnen. Das Auto fährt und irgendwann kommst Du ins Ziel. Aber Du kannst auf dem Weg auch über Streifen fahren, die Dich schneller fahren lassen oder kannst Bananenschalen, Schildkrötenpanzer, Blitze oder andere Extras einsetzen, um schneller am Ziel zu sein. Und vor allem, um Deine Kontrahenten abzuhängen.

Und solche Extras sind im Prinzip die Mikronährstoffe und Spurenelemente. Einige können Dir in den brenzligen Situationen, wenn Dich andere überholen wollen oder sogar vor Dir liegen, den Sieg retten. Andere können Dich schneller das Ziel erreichen lassen.

Dazu zählen Vitamine, Mineralstoffe, wie Magnesium, Eisen, Zink, usw., aber auch sekundäre Pflanzenstoffe.

Sie alle unterstützen Deinen Körper und können ihn, obwohl sie nur in geringen Mengen gebraucht werden, zu Höchstleistungen treiben.

Versteh´ mich nicht falsch. Ich habe das zwar so erklärt, dass Du das Rennen auch ohne die Extras gewinnen kannst, damit Du das besser verstehen kannst. Aber das ist nicht ganz richtig.

Viele brauchst Du zum überleben. Aber eben nicht so viel davon. Und meist nimmst Du durch die Nahrung schon die meisten von ihnen auf.

Jedoch wollte ich mit dem Mario-Kart-Beispiel zum Ausdruck bringen, dass wenn Du sie gezielt zu Dir nimmst, Du eher zu Höchstleistungen fähig bist, als ohne.

Eine Auflistung der Vorteile und der Quellen der einzelnen Mikronährstoffe und Spurenelemente, wäre viel zu lang, als dass ich sie hier aufführen könnte. Daher ein allgemeiner Hinweis.

Iss genügend Gemüse und trinke viel Tee, wenn es Dir möglich ist. Kaufe Dir evtl. zusätzlich ein wenig Zink und Du bist bestens versorgt.

Supplements

Zuletzt muss ich noch das Thema der Supplements, zu Deutsch: Nahrungsergänzungsmittel anschneiden. Ohne diese wäre dieses Kapitel unvollständig.

Nahrungsergänzungsmittel, ERGÄNZEN die Nahrung. Das heißt sie sollten nur zum Einsatz kommen, wenn Du Deinen Bedarf an Nährstoffen nicht durch die Nahrung decken kannst. Es gibt jedoch ein paar Ausnahmen für Leistungssportler oder Menschen, wie Dich, die jetzt endlich richtig durchstarten wollen mit dem Muskelaufbau.

Hier die Nahrungsergänzungsmittel, die Du zwar nicht zwingend brauchst, aber wenn Du ein wenig Geld locker hast, Deinen Erfolg boosten und maximieren werden.

1) Whey-Protein-Pulver; 2350 Gramm für ca. 50 Euro. Weit unter diesem Preis würde ich kein Eiweißpulver kaufen, weil es dann qualitativ nicht gut ist. Ausgenommen natürlich Rabattaktionen.

2) Kreatin. Es steigert die Kraft erwiesenermaßen und kann helfen Masse aufzubauen. Lass Dich am besten in einem Shop in Deiner Nähe beraten oder erkundige Dich im Internet über die Einnahme. Du

kannst mich natürlich auch unter benjamin.melzer@gmail.com kontaktieren.

3) Es werden noch Weitere empfohlen, aber ganz ehrlich brauchst Du nicht mehr. Supplements wie BCAA´s oder Pre-Workout-Booster sind zwar auch hilfreich, aber erstere kannst Du durch Whey Proteinshakes ersetzen und letztere können abhängig machen. Wäge also selber ab, was Du für richtig hältst und informiere Dich dazu vielleicht näher.

Mehr gibt es sowohl zu Supplements als auch zu den Ernährungsbasics erst einmal nicht zu sagen. Ich bin mir sicher, dass Du bereits jetzt einen guten Überblick erhalten hast. Falls Du dennoch Fragen hast, kontaktiere mich gerne unter dieser Adresse: kontakt.benjamin.melzer@gmail.com

Kapitel 5: Von der Oberfläche in die Tiefe – was sind Muskeln?

„Wissen bedeutet, durch die Oberfläche zu den Wurzeln und damit zu den Ursachen vorzudringen, die Realität in ihrer Nacktheit zu sehen.“

- Erich Fromm (Psychoanalytiker; 1900 – 1980)

Du weißt nun schon eine Menge zu Themen rund um den Muskelaufbau. Aber zu Muskeln an sich weißt Du bis jetzt herzlich wenig. Darum lass uns das nun ändern!

Was sind Muskeln überhaupt? Wie sind sie aufgebaut? Woraus bestehen sie und sind alle Muskeln gleich?

Ich werde hier nicht zu tief in biochemische Details versinken. Dennoch ist ein grober Überblick wichtig, um zu verstehen, warum ich die vorherigen und nachfolgenden Tipps gebe.

Unser Körper als Kabelsalat (Wie sind Muskeln aufgebaut)

Grundsätzlich gibt es glatte und gestreifte Muskulatur. Letztere findet sich vor allem in Organen, wie dem Herzen oder bestimmter Skelettmuskulatur. Die oberflächlichen Muskeln unseres Körpers werden jedoch als glatte Muskulatur bezeichnet. Mehr musst Du dazu erst einmal nicht wissen.

Doch wie ist ein Muskel nun aufgebaut?

Du kannst Dir einen Muskel wie ein Kabel vorstellen. Ein ziemlich dickes Kabel. Im inneren befinden sich sogenannte „Sarkomere". Diese bestehen aus einem Myosin-, sowie einem Aktinfilament. Das hört sich komplizierter an, als es ist.

Das Myosin- und Aktinfilament greifen nämlich ineinander. Nimm doch einmal Deine beiden Hände. Lege die Fingerspitzen aufeinander. So sieht ein entspannter Sarkomer, also Myosin- und Aktinfilament zusammen, vereinfacht aus.

Wenn Du den Muskel nun anspannst, dann wandern die Fingerspitzen in Richtung der Handinnenflächen. Von einem flachen, relativ langen Sarkomergebilde, wird ein gestauchtes. Der Sarkomer wird zwar kürzer, aber auch dicker. Das passiert, wenn Du zum Beispiel Deinen Bizeps präsentierst.

Dieses Zusammenziehen nennt man „konzentrische Kontraktion". Die Verlängerung des Muskels unter Kraftaufwand, d.h. wenn Du die Spannung dabei hältst, nennt man „exzentrische Kontraktion".

Vereinfacht gesagt:

Konzentrisch = Zusammenziehen

Exzentrisch = Verlängern

Mehrere dieser Sarkomere sind durch sogenannte „Fibrillen" miteinander verbunden. Dazu brauchst Du jedoch nichts weiter wissen, außer, dass es die Verbindungsstücke der Sarkomere sind.

Mehrere Sarkomere und Fibrillen aneinandergereiht, bilden dann eine Muskelzelle. Mehrere Muskelzellen werden wiederum von Blutgefäßen mit Nährstoffen, Sauerstoff und Ähnlichem versorgt.

Mehrere Muskelzellen bilden dann eine Muskelfaser, welche wiederum in größerer Zahl ein Muskelfaserbündel bilden. Dieses wird von Plasma und Bindegewebe umgeben, sodass dann letztlich aus mehreren Muskelfaserbündeln ein Muskel entsteht, der über Sehnen und Bänder mit einem Knochen verbunden ist.

Doch woraus sind nun die kleinsten Elemente des Muskels aufgebaut, die letztlich in einer enormen Anzahl den Muskel bilden?

Hauptsächlich aus Proteinen. Wenn Du Muskeln aufbauen möchtest, kommst Du also nicht drum herum Proteine zu Dir zu nehmen.

Was für Typen/Arten gibt es?

Den grundsätzlichen Aufbau von Muskeln kennst Du nun. Doch hast Du Dir schon einmal Gedanken darüber gemacht, warum Marathonläufer, Triathleten oder Rennradfahrer so eine enorme Leistung über mehrere Stunden bringen können, obwohl sie doch gar nicht so muskulös aussehen?

Weil sie eben Ausdauer haben? Doch was ist Ausdauer eigentlich? Ist Ausdauer etwas magisches, verborgenes, was es diesen Sportlern ermöglicht, Höchstleistungen zu bringen? Oder haben sie vielleicht doch mehr Muskeln, als wir ahnen?

Ausdauer ist erst einmal ein Zusammenspiel aus Versorgung der Muskeln mit Sauerstoff, Blut, Nährstoffen und Weiterem. Zudem hat ein Ausdauersportler enorm viele kleine Kraftwerke in seinen Muskelzellen, die sogenannten „Mitochondrien“.

Je nachdem, wie gut dieses Zusammenspiel funktioniert, ist man ausdauernder oder nicht.

Aber eine Sache haben wir dabei noch nicht betrachtet. Die Muskulatur. Ich habe schließlich geschrieben, dass die Versorgung der Muskulatur ein entscheidendes Element für die Ausdauer darstellt. Das heißt im Umkehrschluss, dass es eben doch Muskulatur braucht, weil sonst die Versorgung ins Leere gehen würde.

Denn Muskeln bewegen unseren Körper. Sie ziehen sich zusammen und beugen somit bestimmte Körperteile, sodass eine Bewegung entsteht. Ohne Muskulatur also keine Bewegung.

Daran erkennst Du auch wie wichtig Muskeln für den Alltag sind. Je mehr Muskeln Du hast, desto besser kannst Du Dich bewegen.

Jedoch kommt es darauf an, welche Muskelfasern Deinen Muskel als Ganzes bilden. Und somit schließt sich der Kreis. Denn auch Ausdauersportler haben Muskeln. Nur sind diese vom Querschnitt dünner, als die eines Bodybuilders.

Es gibt nämlich die sogenannten fast twitch Fasern (zu Deutsch: schnell zuckende Fasern) und die slow twitch Fasern (zu Deutsch: langsam zuckende Fasern).

Erstere sind bei höherem Kraftaufwand aktiv, ermüden aber auch ziemlich schnell. Letztere sind sehr ausdauernd, ermöglichen aber nicht so viel Kraftaufwand.

Das heißt:

FT-Fasern: Eher im Bodybuilding und niedrigem Wiederholungsbereich bei höherem Gewicht aktiv.

ST-Fasern: Eher bei Ausdauersportarten mit hohem Wiederholungsbereich aktiv.

Einen Unterschied gibt es aber noch, der Bodybuilder und Ausdauersportler jeweils aussehen lässt, wie sie aussehen. FT-Fasern sind erheblich dicker. Das heißt, dass ein Aufbau dieser zu dicken Muskeln führt, was aber nicht heißt, dass diese Leute mehr leisten können als ein Ausdauersportler. Es sieht eben nur nach mehr aus.

Zudem sind Muskeln, die man zum Beispiel für das Powerlifting, also das Gewichtheben benötigt, ebenfalls recht dünn. Aber gleichzeitig haben Powerlifter natürlich auch viele dicke FT- Fasern.

Kraft ist also auch nicht unbedingt an der Größe der Muskeln zu bemessen. So kann ein dünner Mann unter Umständen mehr Kraft als ein Bodybuilder haben.

Doch wie baut man nun dicke Muskeln auf? Indem man mit hohem Gewicht und wenigen Wiederholungen trainiert? Erhöht das die Anzahl der FT-Muskelfasern?

Leider ist es streitig, ob man die Anzahl der Muskelfasern erhöhen oder/und deren Verteilung beeinflussen kann. Denn die Anzahl der einzelnen Muskelfasern soll nach derzeitigem Stand der Wissenschaft, genetisch bedingt sein.

Das heißt, dass manche eher zum Marathonläufer geboren sind und andere wiederum auf die Bühne gehen und Profibodybuilder werden sollten.

Du solltest Dich davon aber nicht abhalten lassen, Deine Muskeln intensiv zu trainieren. Schaue lieber selber, welche Muskeln schnell dicker werden und welche ein wenig hinterherhinken. Dann weißt Du in etwa, wie die Verteilung und Anzahl der jeweiligen Muskelfasern ist.

Wichtig ist zum Abschluss noch, dass Du beide Fasern hin und wieder trainieren und aufbauen solltest, weil sie sich eben gegenseitig unterstützen.

Du solltest also mal eine Zeitlang mit einer hohen Wiederholungszahl arbeiten und mit einer niedrigen, welche sich jeweils nach dem verwendeten Gewicht bemisst. Sprich: Gehe immer bis zum Versagen.

Bei 3 Kg Kurzhantelcurls musst Du dafür vielleicht 20 Wiederholungen machen; bei 10 Kg Kurzhantelcurls nur 5 Wiederholungen. Beides ist wichtig und gut! Mache beides! Wie Du das am besten planst verrate ich Dir am Ende dieses Buches.

Das war es auch erst einmal einführend zum Thema Muskeln. Weiteres dazu wirst Du in den nächsten Kapiteln erfahren. Doch lass´ mich noch einmal kurz zusammenfassen, was Du in diesem Kapitel gelernt hast:

- Es gibt grundsätzlich zwei Muskelfasertypen (FT-Fasern und ST-Fasern)

- FT-Fasern sind vom Muskelquerschnitt dicker als ST-Fasern und machen somit im Großteil die Größe des Muskels an sich aus

- Muskeln bestehen aus Muskelbündeln, die wiederum aus Muskelzellen bestehen, welche aus Muskelfasern bestehen, welche wiederum als Aneinanderreihungen von Sarkomeren mit Fibrillen verbunden sind.

  Diese Sarkomere bestehen aus Myosin- und Aktinfilamenten, welche wiederum zu einem Großteil aus Proteinen bestehen.

- Um Muskeln aufzubauen zu können, brauchst Du also Proteine

Kapitel 6: Wie Muskelaufbau einfach sein kann

„Wer sich nicht darauf einstellt, wie die Welt funktioniert, wird niemals erfolgreich sein."

– Josef Ackermann (Schweizer Bankmanager)

Du weißt nun, wie Muskeln aufgebaut sind und was es grundsätzlich für Muskeltypen gibt. Doch in diesem Kapitel erkläre ich Dir nun, wie Muskeln funktionieren und warum Muskelaufbau einfach sein kann, wenn Du bestimmte Grundsätze befolgst.

Die Biologie der Muskeln

Ich werde auch hierbei nicht zu sehr ins biochemische Detail gehen, sondern Dir stattdessen so einfach wie möglich erklären, wie Muskelaufbau funktioniert.

Dafür müssen wir einige Überlegungen anstellen. Was meinst Du, was der Mensch in einer längst vergessenen Zeit zum Überleben brauchte?

Muskeln verbrauchen Energie, um erhalten zu werden. Deswegen erhöht sich übrigens auch der Gesamtumsatz der Kalorien in der Ruhezeit des Körpers. Sprich: Wenn Du mehr Muskelmasse hast, verbrennst Du mehr Kalorien, während Du nichts tust! Einfach deshalb, weil die Muskeln Futter brauchen, um erhalten zu bleiben.

Jetzt stellen wir uns mal vor, wir leben nicht heutzutage, wo man für Nahrungsmittel einfach in den Supermarkt um die Ecke gehen muss und sofort so viel kaufen und essen kann, bis man platzt.

Stattdessen würden wir in einer Zeit leben, wo wir unser Essen noch erjagen oder sammeln müssten. Unsere Genetik stammt nämlich zum Großteil noch aus dieser Zeit!

Damals war es wichtig, genug Energiereserven zu bilden, damit wir, wenn wir mal nichts zu Essen finden, nicht verhungern.

Muskeln, die dann noch Energie rauben, waren also nicht grade von Vorteil. Sie ermöglichten uns zwar mehr Kraft für bestimmte Dinge aufzubringen, aber viel wichtiger war es erst einmal, dass wir genug Energiereserven hatten, um zu überleben!

Wenn wir also eine längere Zeit nichts gegessen hatten, stellte der Körper unseren Stoffwechsel auf Sparflamme. Er verbrauchte an Energie, was da war und zersetzte dann, wenn nötig, auch unsere Muskeln dafür.

Übrigens ist das auch der Grund, warum es nichts bringt, einfach weniger oder gar nichts mehr zu essen, wenn man abnehmen möchte. Der Körper passt sich dem einfach an und es purzeln keine Pfunde mehr. Aber das nur nebenbei.

Muskeln sind also nicht so wichtig. Das haben wir verstanden. Doch was ist, wenn der Körper einer solchen Belastung ausgesetzt wird, dass er Folgendes realisiert:

„Moment, wenn das nächste Mal so eine Belastung kommt, dann überlebe ich vielleicht nicht, weil ich nicht genug Energie dafür aufbringen kann. Ich brauche irgendetwas zum Schutz!"

Dann müssen Muskeln her. Und so entstehen und wachsen Muskeln! Durch das Prinzip der „Superkompensation".

Es erfolgt ein überschwelliger Reiz, d.h. ein Reiz, der über dem Gewohnten liegt. Dann wird der Körper erst einmal schwächer, weil er Energiereserven verbraucht, um mit diesem Reiz umzugehen.

Damit geht auch einher, dass er ein klein wenig Muskelmasse abbaut, um die Energie für die Belastung aufzubringen.

Als nächstes beginnt die Ruhephase. Diese ist enorm wichtig, wird aber von vielen nicht zur Genüge eingehalten. Denn in der Ruhephase nutzt der Körper die Nährstoffe, die ihm zugeführt werden, um die Muskulatur zu VERSTÄRKEN.

Das heißt, dass der Körper die Muskulatur, die zunächst etwas von ihm abgebaut wurde, nicht nur wiederherstellt, sondern noch einen draufsetzt und sie stärker als zuvor macht!

Dieses Prinzip der Superkompensation funktioniert übrigens in fast allen körperlichen Belangen. Ob geistiger Tätigkeit oder körperlicher.

„Was Dich nicht umbringt, macht Dich stärker."

Und so funktioniert der Muskelaufbau im Prinzip.

Überschwelliger Reiz → Körper wird schwach und baut etwas ab → Körper erholt sich → Verwendet Nährstoffe und baut die schwächer gewordene Muskulatur wieder auf das Ausgangsniveau und darüber hinaus auf

Für eine graphische Darstellung empfehle ich Dir bei Google „Superkompensation" einzugeben.

Warum wir uns selber sabotieren

Doch warum tun sich viele Trainierende Tag für Tag, Woche für Woche und Jahr für Jahr so schwer mit diesem einfachen Prinzip?

Weil sie entweder nichts davon wissen oder den Ablauf unterbrechen.

Viele trainieren wie wild, aber setzen keinen überschwelligen Reiz, weil sie zu leicht trainieren. Sie sind zwar lange im Fitnessstudio, aber außer ein paar netten Gesprächen und dem Erfahren der neuesten Neuigkeiten auf Facebook, Twitter, Instagram oder sonst etwas, nehmen sie nicht viel mit nach Hause.

Also achte darauf, an Deine Grenzen zu gehen. Ob Du Ausdauertraining machst, ein leichtes Gewicht oder ein schweres Gewicht wählst. Das spielt alles keine Rolle. Hauptsache Du gehst an Deine Grenzen.

Die nächste Sabotage ist, dass viele Trainierende eine unsaubere Ausführung der Übungen haben. Sie nehmen ein viel zu hohes Gewicht und machen ganz komische Bewegungen, aber sprechen den Zielmuskel kaum an.

Dann kann ja kein überschwelliger Reiz erzeugt werden. Zumindest keiner in dem Zielmuskel, der dann nur selten an der Bewegung beteiligt ist.

Dazu kommt, dass diese Trainierenden sich dann meist noch verletzen, weil sie das Gewicht nicht kontrollieren können, ein paar Wochen beim Training ausfallen und wieder von Neuem beginnen müssen. Falls sie die richtige Motivation gewählt haben und weitermachen.

Als Nächstes begehen viele den Fehler und stellen den Muskeln nicht genügend Nährstoffe und vor allem Protein zur

Verfügung, um sich zu erholen und dann zu verstärken. Das heißt, dass die Muskulatur belastet und dadurch geschwächt wird und unter Umständen nicht mal mehr regeneriert.

Die Folge: Die Muskeln verschwinden.

Bei dem anderen Szenario, wo die Proteinversorgung grade so ausreicht, um zu gewährleisten, dass die Muskeln sich jeweils auf das Ausgangsleistungsniveau erholen, sieht es nicht gerade besser aus.

Man tritt dann eben auf der Stelle.

Das heißt, man sollte nicht nur genügend Protein zu sich nehmen, damit die Muskeln sich regenerieren, sondern eben auch ein wenig mehr, damit sie weiter aufgebaut werden können.

1,5 Gramm Protein pro Kilo Körpergewicht sollten da ausreichen.

Als Letztes, und das passiert wohl den Meisten ehrgeizigen Trainierenden, wird jedoch die so wichtige Erholung unterbrochen.

Muskeln brauchen zwischen 24 und 48 Stunden, um sich zu erholen und stärker zu werden, als sie es zuvor waren. Je nachdem, ob es sich um eine kleine Muskulatur, wie dem Bizeps oder um große Muskeln, wie den Beinen handelt.

Wenn Du diesen Erholungszeitraum unterbrichst, kann es sein, dass Deine Muskulatur das Leistungsniveau vom Anfang wieder annimmt oder aber, dass Deine Muskeln sich noch gar nicht wieder auf das Ausgangsniveau erholt haben.

Das würde bedeuten, dass Du dann entweder auf der Stelle trittst oder sogar Rückschritte machst.

Was es tatsächlich nur braucht

Zusammengefasst braucht es Folgendes:

- Einen überschwelligen Reiz (gehe am besten bis kurz vor das Muskelversagen, dann bist Du auf der sicheren Seite)

- Eine stets ausgewogene und ausreichende Versorgung mit Nährstoffen

- Ausreichend Pause! Bedenke dazu, dass wenn Du Deinen Rücken trainierst, Du auch Deinen Bizeps zum Teil beanspruchst. Falls Du also am Tag zuvor Bizeps trainiert hast, solltest Du den Rücken erst zwei Tage später trainieren, falls Du das einrichten kannst.

Kapitel 7: Von der Theorie in die Praxis - Die Umsetzung

„Wissen ist nicht genug. Wir müssen Wissen anwenden können. Der Wille allein reicht nicht. Wir müssen handeln."

– Bruce Lee

Okay, was Muskeln sind, weißt Du nun bereits und auch wie Muskelaufbau im Prinzip funktioniert. Doch ist das alles nur theoretisches Wissen. Und theoretisches Wissen, welches man nicht anwendet, ist nutzlos!

Deswegen beschäftigen wir uns in diesem Kapitel damit, wie Du das gelernte Wissen umsetzen kannst.

Des Weiteren bekommst Du noch ein wenig Grundlagenwissen mit auf den Weg, um demnächst Dein eigenes Training durchdenken und planen zu können. Aber keine Angst. Am Ende bekommst Du auch noch ein paar fertige Trainingspläne von mir, die zwar recht simpel sind, aber alles beinhalten, was man braucht.

Wie wir die Muskeltypen ansprechen und welche Vorteile das hat

Im letzten Kapitel hast Du ja bereits gelernt, dass es verschiedene Muskeltypen gibt. Es gibt einmal die FT-Fasern und die ST-Fasern.

Die FT-Fasern, also die schnell – zuckenden, schnell ermüdenden Muskelfasern sind vom Muskelquerschnitt dicker und werden meist bei einem etwas höheren Gewicht und jeweils kurzem Belastungszeitraum angesprochen.

Die ST-Fasern, also die langsam – zuckenden und ausdauernden Muskelfasern, welche von ihrem Muskelquerschnitt her dünner sind, werden meist bei leichtem Gewicht, aber längerem Belastungszeitraum aktiv und angesprochen.

Doch bei sehr hohen Belastungen, bei denen viel Kraft erforderlich ist, wird ebenfalls ein Untertyp der ST-Fasern angesprochen.

Zusammengefasst sind dementsprechend Kraft- und Ausdauermuskelfasertypen eher dünn vom Querschnitt her, aber durchaus belastbar.

Um dicke Muskeln zu bekommen, solltest Du Dich also darauf fokussieren, die FT-Fasern anzusprechen.

Diese werden meist in einem Wiederholungsbereich von 8 – 12 sauberen Wiederholungen mit entsprechendem Gewicht angesprochen. Der Zusatz „bei einem dementsprechenden Gewicht“ ist dabei sehr wichtig.

Wenn Du nämlich mehr saubere Wiederholungen als 12 schaffst, solltest Du das Gewicht erhöhen, sodass Du grade noch 8 saubere Wiederholungen schaffst!

Jedoch solltest Du jetzt nicht das ganze Jahr durch nur in einem solchen Wiederholungsbereich trainieren.

Das wäre nämlich, wie wenn Du ein Wort schreiben möchtest, aber immer nur einen Buchstaben verwenden darfst. Das Wort als Ganzes wird dabei nicht entstehen. Und so verhält es sich auch mit unserem Körper. Unser Körper ist ein Gesamtkunstwerk und alles muss sich ergänzen und zu einem Gesamtbild zusammenfügen.

Denn Ausdauertraining baut zum Beispiel ein Netz der Versorgung aus. Das heißt, es wird die Durchblutung, Sauerstoff- und Nährstoffversorgung verbessert, was wiederum die Muskeln schneller wachsen lässt.

Krafttraining, also Training mit sehr hohem Gewicht und sehr wenigen Wiederholungen, gibt Dir eben mehr Kraft, weil es die Zellen mit mehr „Kraftwerken“ versorgt, die Energie erzeugen.

Und Muskelaufbau, auch „Hypertrophietraining“ (zu Deutsch: Muskelquerschnittstraining) genannt, ist eben vorwiegend für die Größe der Muskeln gut und bildet so einen Mittelweg zwischen Ausdauer und Kraft.

Du solltest alle drei Bereiche hin und wieder trainieren, um maximale Erfolge zu erzielen! Wie Du das machst, erfährst Du im letzten Kapitel dieses Buches.

Wann der Muskel wächst

Das Prinzip der Superkompensation kennst Du ja bereits. Und so weißt Du auch, dass der Muskel wächst, wenn ein überschwelliger Reiz erzeugt wird, der die Muskeln dazu zwingt zu wachsen. Doch wie kannst Du so einen Reiz überhaupt erzeugen?

Grundsätzlich habe ich Dir dazu ja schon gesagt, dass Du bis kurz vorm Versagen trainieren solltest. Aber es gibt zwei extrem wichtige Vorgehensweisen, von denen die meisten nur einen befolgen und sich dann wundern, warum ihre Muskeln nicht so schnell wachsen, wie sie es gern hätten.

Daher verrate ich Dir nun die zwei extrem wichtige Vorgehensweisen, um Deine Muskeln so zum wachsen zu bringen, dass sie fast schon platzen!

Diese beiden Vorgehensweisen sind jedoch nicht unabhängig voneinander anzuwenden. Manchmal macht es mehr Sinn, beide jeweils getrennt anzuwenden, manchmal wiederum solltest Du beide kombinieren. Die Abwechslung ist hier entscheidend.

Grundsatz der Abwechslung

Denn Abwechslung bringt das Muskelwachstum! Du hast nämlich bereits gelernt, dass sich der Körper gerne der Belastung anpasst, wie auch immer diese aussehen mag.

Und so passt er sich auch den Trainingsreizen an. Wenn Du zum Beispiel immer nur eine bestimmte Übung machst, wird irgendwann der Zeitpunkt kommen, an dem der Muskel nicht mehr so wächst, wie zu Beginn oder Du es Dir wünschen würdest. Das Muskelwachstum stagniert.

Du musst also Abwechslung reinbringen! Mache mal Rudern für den Rücken am Kabelzug, mal vorgebeugt mit der Langhantel, mal mit breiterem Griff und mal mit engerem.

Aber keine Angst, im letzten Kapitel erfährst Du auch dazu etwas. Mache Dir also erst einmal keine weiteren Gedanken darum. Du solltest es auf Deiner Reise zum Traumkörper lediglich schon einmal gelesen haben und im Hinterkopf behalten.

Vorgehensweise 1: Mechanische Spannung

Kommen wir zur ersten Vorgehensweise, um Muskeln zum Wachstum zu zwingen. Der mechanischen Spannung und dem daraus resultierenden Stress für die Muskulatur.

Wenn Du ein hohes Gewicht bewältigen oder die Muskeln maximal über einen gewissen Zeitraum anspannen musst, dann erzeugt das eine mechanische Spannung. Die Muskeln stehen eben unter Spannung. Die Zeit unter Spannung nennt man übrigens „Time under Tension“ (TuT).

Das ist wichtig, um zu verstehen, warum viele Wiederholungen eher die ST-Fasern aktivieren und wenige Wiederholungen unter hohem Gewicht, die FT-Fasern.

Weil die TuT unterschiedlich ist. Jedoch kann die TuT auch einmal gleich sein. Wenn ich nämlich 20 Wiederholungen mit leichtem Gewicht relativ schnell ausführe und wenige Wiederholungen mit höherem Gewicht langsamer, kann es passieren, dass ich meine Muskeln die gleiche Zeit unter Spannung gesetzt habe.

Der Unterschied, ob ich die FT-Fasern oder die ST-Fasern trainiere, liegt dann nur darin, welcher Art von Spannung ich meine Muskeln ausgesetzt habe.

Ein höheres Gewicht und eine stärkere Anspannung lösen nämlich einen höheren „muscle damage“ (zu dt.: Muskelschaden) aus. Und somit werden eher die FT-Fasern, also die dickeren der beiden Fasern gereizt.

Das versteht man unter mechanischem Stress oder mechanischer Spannung. Du kannst Dir das wie bei einer

Eisenstange vorstellen, die in einer Drehbank eingeklemmt ist. Je höher jetzt der Druck auf das andere Ende der Stange ist, desto mehr verbiegt sie sich.

Vorgehensweise 2: Metabolischer Stress

Der metabolische Stress ist der „Stoffwechselstress". Dieser entsteht, wenn der Körper viel damit beschäftigt ist, Deine Muskeln konstant mit Blut und Sauerstoff zu versorgen.

Ein hoher metabolischer Stress zeigt sich darin, dass Deine Adern und Muskeln anschwellen. Du also den sogenannten „Pump" hast.

Der „Pump" wurde von Arnold Schwarzenegger liebevoll als der „Orgasmus der Bodybuilder" bezeichnet. Er fand das Gefühl seinerzeit so berauschend und schön, wenn zum Beispiel der Bizeps bis zum zerbersten mit Blut gefüllt und aufgepumpt ist, dass er diese berühmte Formulierung in einem Interview verwendet hat.

Doch wie erzeugst Du diesen sogenannten „Pump"?

Indem Du „pumpst". Nimm dafür ein nicht so schweres Gewicht und spanne den Muskel voll an und nun führst Du, so schnell und sauber es geht, eine Wiederholung nach der anderen aus, bis Du nicht mehr kannst. Vergiss das Atmen dabei jedoch nicht.

Danach atmest Du ein paar Mal tief durch und darfst dann Deinen Pump betrachten, wenn Du alles richtig gemacht hast.

Warum mechanischer Stress beim Muskelwachstum hilft, sollte klar sein. Es zwingt den Muskel zum Wachstum, weil er sonst das nächste Mal zugrunde gehen könnte. Doch warum hilft metabolischer Stress beim Muskelwachstum?

Weil die Muskelzellen mit Blut geflutet werden. Dadurch wird ein Druck erzeugt, der, ergänzend zum mechanischen Stress, die Muskelzellen reizt.

Wenn Du beide Stressarten kombinierst, erhältst Du sogar noch bessere Ergebnisse!

Doch auch hierbei gilt. Abwechslung lässt die Muskeln wachsen! Wende das nachfolgend beschriebene „Kombinations-Vorgehen“ nicht immer an, sondern nur ab und zu.

Wähle, um beide Stressarten zu vereinen, ein relativ hohes Gewicht, womit Du grade so 6 – 15 Wiederholungen bewältigen kannst. Anschließend halbierst Du sofort das Gewicht und „pumpst“ noch so viele Wiederholungen mit dem Gewicht hinterher, wie Du schaffst.

Dadurch hast so sowohl mechanischen als auch metabolischen Stress miteinander vereint.

Eines möchte ich noch anmerken, ehe wir zum nächsten Kapitel kommen.

Du kannst also auch FT-Muskelfasern wachsen lassen, indem Du hohe Wiederholungen machst und so einen Pump erzeugst, der Druck auf diese ausübt und einen überschwelligen Reiz darstellt, der sie zum Wachstum zwingt.

Das ist ganz wichtig zu wissen, weil viele Leute jetzt womöglich denken, dass bei Kraftausdauertraining nur die ST-Fasern wachsen würden. Aber das stimmt so nicht. Durch den Pump, werden auch die „dicken“ Muskelfasern ein wenig gereizt.

Kapitel 8: Was alle erfolgreichen Fitnessmodels und Bodybuilder wissen

„Alle Geheimnisse liegen in vollkommender Offenheit vor uns. Nur wir stufen sie gegen uns ab, vom Stein bis zum Seher. Es gibt kein Geheimnis an sich, es gibt nur Uneingeweihte aller Grade."

– Christian Morgenstern (dt. Dichter und Schriftsteller um 1871 bis 1914)

Hast Du manchmal das Gefühl, dass einige Menschen den Muskel nur schief angucken müssen, damit er wächst? Besonders die Fortgeschrittenen?

Sie sind kaum im Studio, doch ihre Muskeln wachsen, als wären sie frisch gedüngt worden. Warum ist das so?

Du hast zwar nun einen vertieften Einblick, wie Training allgemein funktioniert. Doch wie lässt sich das auf die einzelnen Muskeln umsetzen?

Welches Wissen benötigt man, um das Maximale aus seinen Muskeln rauszuholen? Und was unterscheidet einen Anfänger von einem Fortgeschrittenen, was das Training anbelangt?

Das erfährst Du in diesem Kapitel.

Denn, um die Muskeln maximal zu reizen, musst Du natürlich auch wissen, wie sie arbeiten. Du solltest wissen, bei welcher

Bewegung Du den Muskel anspannst und wann die Spannung abnimmt. Denn nur so kannst Du gewährleisten, die TuT (= Time under Tension) einzuhalten.

Ich gebe Dir hier einen kleinen Überblick über die Funktionsweise der meisten Muskeln, sowie den ein oder anderen Tipp.

Doch ein Hinweis noch vorab. Die meisten Muskeln sind ziemlich kompliziert aufgebaut.

Ich werde Dir deren Funktionsweise also so einfach wie möglich erklären und nicht jedes kleine Detail berücksichtigen, weil die Beschreibungen nur ein grobes Verständnis vermitteln sollen. Dieses brauchst Du, um effektiv zu trainieren und die Übungen nicht einfach irgendwie zu machen.

„Muscle-Mind-Connection“

Hast Du den Begriff „Muscle-Mind-Connection“ schon einmal gehört? Zu Deutsch die „Muskel-Geist-Verbindung“?

Wenn ja, dann herzlichen Glückwunsch. Dann gehörst Du nämlich schon ein bisschen mehr zu den Profis, als Dir bewusst ist. Wenn nicht, will ich ihn Dir erklären und Dir zeigen, warum diese Verbindung so wichtig ist, um effektiv Muskeln aufzubauen.

Wir haben ja bereits im zweiten Kapitel gelernt, warum Gedanken und die geistige Komponente eine extrem wichtige Rolle beim Training spielen.

Jeder Handlung und Bewegung geht ein Gedanke voraus. Das heißt, dass auch die Bewegung Deines Muskels seinen Ursprung in einem Gedanken hat!

Manche Trainierende trainieren jedoch so, als müssten sie das Klischee des „hirnlosen Pumpers“ erfüllen. Eben ohne Sinn und Verstand.

Dazu folgendes Beispiel. Bewege mal Deinen Arm in einer bestimmten Art und Weise. Hebe und senke zum Beispiel mal Deinen Unterarm, als würdest Du einen „Bizepscurl“ machen.

Der Bizeps wird ein bisschen dicker und wird dann wieder gestreckt, oder?

Doch was passiert, wenn Du die gleiche Bewegung machst, den Arm voll anspannst und Dich nur auf diese Bewegung konzentrierst. Du blendest alles andere aus und versuchst nur die Spannung im Bizeps entstehen zu lassen. Das ist ein ganz anderes Gefühl oder?

Du wirst nun vermutlich sagen, dass Du beim ersten Durchgang den Bizeps ja gar nicht angespannt hast. Das kann man also nicht vergleichen. Doch, das kann man sehr wohl!

Denn der Unterschied bei beiden Ausführungen ist zwar extrem und ein wenig überzogen, aber er soll aufzeigen, was passiert, wenn Du Dich konzentrierst oder eben nicht!

Beim ersten Mal hast Du lediglich die Bewegung mechanisch ausgeführt. Beim zweiten Mal hast Du Dich voll und ganz darauf konzentriert.

Wenn Du jetzt beim Training bist und die Bewegung irgendwie machst, entspricht das eher der ersten oder eher der zweiten Ausführung in unserem Beispiel? Vor allem, wenn Du dann noch abgelenkt bist, indem Du am Handy rumtippst oder Dich mit jemandem unterhältst.

Du wirst mir Recht geben, dass Du Deinen Bizeps zwar womöglich anspannst, aber dass das schon einen Unterschied macht, ob Du Dich voll und ganz auf die

Ausführung und das Anspannen konzentrierst oder ob Du die Bewegung „nur so nebenbei" machst, oder?

Doch nicht nur die Ausführung und der Reiz für die Muskulatur werden deutlich besser! Es wird auch die Verbindung vom Muskel zum Gehirn und andersherum verbessert!

Die beiden lernen es, sich zu verstehen! Du kannst viel klarere Befehle geben und bekommst ein viel besseres Gefühl für den Muskel.

Manchmal werden sogar Späße damit gemacht, dass Profi Bodybuilder beim Sitzen auf der Toilette schon ihre Beinmuskulatur trainieren könnten, alleine, wenn sie daran denken ihre Beine anzuspannen. Weil eben ihre Muscle-Mind-Connection so gut ist.

Und diese Muscle-Mind-Connection, das Muskelgefühl, wenn Du so willst, müssen Anfänger erst einmal aufbauen. Dann werden die Erfolge auch viel schneller eintreten!

Konzentriere Dich also ab jetzt vollkommen darauf, die Ausführung richtig zu machen und den Muskel während der gesamten Ausführung unter Spannung zu halten.

Nimm dafür am besten erst einmal leichtes Gewicht oder übe „in der Luft", indem Du die Bewegung ohne Gewicht machst und den Muskel einfach so anspannst.

Das wird Deine Erfolge in ein paar Monaten oder sogar Wochen durch die Decke gehen lassen!

Range of motion (ROM) – Der Bewegungsumfang

Der nächste große Fehler, den Anfänger machen, ist nur „halbe Ausführungen“ zu machen.

Jeder Muskel hat einen Punkt, an dem er maximal gedehnt und einen, an dem er maximal kontrahiert ist.

Wenn Du Deinen Arm zum Beispiel ganz durchstreckst, ihn nach hinten bewegst und Deine Handflächen nach hinten zeigen lässt, dehnst Du Deinen Bizeps maximal. Eine optimale Übung, um aus der maximalen Dehnung heraus zu trainieren, wäre beispielsweise Bizepscurls einarmig am Kabelzug.

Dabei gehst Du ein paar Schritte nach vorne, sodass Deine Arme nach hinten gezogen und Deine Bizeps maximal gedehnt werden. Dann curlst Du aus dieser Position das Gewicht nach vorne.

Wenn Du Deine Hand so nah wie möglich zu Deiner Schulter bewegst und Deinen Arm dann hebst, indem Du Deine Hand hinter Dein Ohr schiebst, kontrahiert der Bizeps maximal.

Eine optimale Übung dafür wäre zum Beispiel „Doppelbizepscurls am Kabelturm“.

Das ist der gesamte Bewegungsumfang des Bizepses. Und durch diese beiden Übungen hast Du mit Sicherheit beide Bereiche, also maximale Dehnung und maximale Kontraktion, erheblich gereizt.

Nun schaue Dich das nächste Mal in Deinem Studio um, wie die Leute Bizepscurls machen. Die meisten nehmen viel zu viel Gewicht, bewegen den Ellbogen nach vorne und dehnen den Bizeps gar nicht richtig. Sie machen nur den halben Bewegungsumfang.

Kurze Anmerkung: Indem sie den Ellbogen nicht, wie mit Nägeln festgemacht, am Oberkörper lassen, sondern nach vorne bewegen, nehmen sie Spannung aus dem Bizeps raus und aktivieren ihre vordere Schulter.

Doch warum? Das ist ein Fehler, der häufig passiert, doch viel häufiger wird dabei nicht bedacht, was dahinter steckt.

Ich kann jedoch nicht auf jeden Fehler bei jedem Muskel eingehen. Deshalb erkläre ich Dir lieber schnell, welcher gedankliche Fehler dahintersteckt, sodass Du selbst bei jeder Übung darauf achten kannst.

Und zwar spielt die Zugkraft des Gewichtes eine besondere Rolle. Bei freien Gewichten ist es die Schwerkraft, die nach unten zieht. Beim Kabelzug ist es der Ursprung des Kabels.

Wenn Du Deinen Ellbogen nach vorne bewegst, während das Gewicht oben ist, schiebst Du damit auch Deinen Unterarm unter das Gewicht.

Das Gewicht wird also von Deinem Unterarm gestützt. Wenn diese Armkonstellation jetzt arretieren, also feststellen und im Ellbogengelenk nicht mehr beugen oder strecken würdest, welcher Muskel würde das Gewicht dann halten?

Die vordere Schulter, weil sie für das Heben des Armes im Ganzen zuständig ist.

Das Gewicht drückt also nach unten, der Bizeps wird entlastet, weil der Unterarm sich unter dem Gewicht befindet und lediglich der (gesamte) Arm muss in dieser Position gehalten werden. Der Muskel, der diese Aufgabe übernimmt, ist die vordere Schulter.

Du solltest Dir also überlegen, in welche Richtung das Gewicht „möchte“ und dann schauen, ob Du die Spannung im Zielmuskel vielleicht deshalb rausnimmst, weil Du ein Gelenk oder einen anderen Muskel beteiligst, gegen diese Richtung anzukämpfen.

„Alles hat ein Ende, nur die Wurst hat zwei.“ – oder doch nicht?

Den berühmten Spruch aus der Überschrift kennst Du sicherlich. Doch hat wirklich nur die Wurst zwei Enden?

Nein, die Muskeln haben sie ebenfalls. Zumindest ganz vereinfacht betrachtet.

Ein Muskel dient immer dazu Bewegung zu erzeugen, indem er einen Knochen mit dem anderen, meist über ein Gelenk, verbindet.

Der Bizeps hat sein eines Ende zum Beispiel an der Schulter und das andere am Unterarm. Dadurch kann er den Unterarm heben und senken, sowie drehen.

Der große Brustmuskel hat sein eines Ende ebenfalls im Schultergelenk, so ziemlich am Oberarmbeginn und das andere am Brustbein. Wenn man den Arm also nach innen bewegen möchte, muss der Brustmuskel kontrahieren.

Und so haben auch alle anderen Muskeln, vereinfacht gesagt, zwei Enden.

Leider würde es den Rahmen dieses Buches sprengen, alle Enden von allen Muskeln aufzuführen. Deshalb bitte ich Dich Deinen Körper zu erkunden oder die Anatomie der einzelnen Muskeln im Internet nachzuschauen.

Dieses Wissen ist jedoch enorm wichtig, wenn Du Deinen Muskeln einen maximalen Trainingsreiz liefern willst.

Denn Du solltest, besonders als Anfänger, immer den gesamten Bewegungsumfang ausführen. So werden die Muskeln vollumfänglich beansprucht, gleichzeitig noch gedehnt und wachsen am schnellsten.

Ein paar abgefälschte Wiederholungen zum Abschluss eines Satzes sind aber vollkommen okay.

Wenn Du die Muscle-Mind-Connection bei jedem Training kontinuierlich verbesserst, den gesamten Bewegungsumfang nutzt und Dir klarmachst, wann die Spannung des Zielmuskels beginnt und wann sie endet, werden sich Deine Ergebnisse beim Training mindestens verdoppeln!

Denn diese wichtigen Grundsätze beachten viele nicht!

Jedoch solltest Du Dich nicht darüber wundern, dass Du eventuell erst einmal weniger Gewicht nehmen musst. Denn wirklich den gesamten Bewegungsumfang auszuführen und den Muskel den gesamten Ablauf über unter Spannung zu halten, ist anstrengender als Du denkst.

Aber genau das wollen wir ja. Denn je anstrengender das Training ist, desto stärker wirst Du!

Eine kurze Anmerkung noch, bevor wir das nächste Kapitel beginnen. Denn auch diesen Fehler machen viele Trainierende und erlebe ich immer wieder, wenn ich Leute persönlich trainiere.

Die falsche Atmung kann Dich Deinen Erfolg kosten

Muskeln brauchen Sauerstoff. Wodurch bekommen sie diesen? Durch die Atmung. Doch was ist, wenn man beim Training falsch oder gar nicht atmet?

Die Muskeln ermüden viel schneller, als sie sollten. Das heißt, wenn Du falsch atmest, verschenkst Du erheblich Dein Potenzial!

Ein Bekannter von mir zum Beispiel hat immer falsch geatmet. Er hat eingeatmet als er mit dem Satz anfing, hat dann die Luft angehalten und sich angestrengt.

Dann hat er ein oder zwei Wiederholungen gemacht, irgendwann kurz stoßartig ausgeatmet, die Luft wieder angehalten und dann irgendwann kurz eingeatmet, wenn überhaupt.

Er hat dann mit einem relativ leichten Gewicht nur ein paar Wiederholungen geschafft, weil ihm dann im wahrsten Sinne des Wortes „die Puste ausging".

Ich habe mich gefragt, ob er wohl wesentlich mehr bewältigen könnte, wenn er stattdessen einfach richtig atmen würde. Daraufhin habe ich die gleiche Übung wie er ausgeführt und auf die gleiche Art und Weise geatmet.

Ich habe 6 Wiederholungen geschafft und war ganz schön platt. Danach habe ich die gleiche Übung mit dem gleichen Gewicht, jedoch mit der richtigen Atmung ausgeführt. Und siehe da, ich habe sogar doppelt so viele Wiederholungen geschafft!

Und ich habe noch etwas festgestellt. Meine Muskeln brannten!

Bei der Ausführung, die er gemacht hat, war ich einfach nur kaputt und konnte nicht mehr. Meine Muskeln waren allerdings alles andere als erschöpft. Lediglich mein Körper als Ganzer war es.

Bei der Ausführung mit der richtigen Atmung hingegen brannten meine Muskeln und ich konnte keine einzige Wiederholung mehr ausführen. Nachdem ich doppelt so viele absolviert hatte!

Okay, Atmung ist extrem wichtig. Doch wie atmet man denn nun richtig?

Grundsätzlich indem man bei der konzentrischen Phase aus- und bei der exzentrischen Phase einatmet. Das bedeutet, wenn Du beim Bankdrücken das Gewicht von Dir wegdrückst, atmest Du durch den Mund aus. Wenn Du das Gewicht auf Deine Brust ablässt, atmest Du durch die Nase ein.

Wenn Du Zugbewegungen ausführst, verhält es sich natürlich umgekehrt. Wenn Du ruderst, atmest Du aus, wenn Du das Gewicht nach hinten ziehst und atmest ein, wenn Du das Gewicht nach vorne lässt.

Du atmest aus, wenn Du einen Widerstand überwinden musst und atmest ein, wenn Du diesen Widerstand langsam zurücklässt.

Meistens wird ja auch eine Zeit für die konzentrische Phase von einer Sekunde angegeben und für die exzentrische Phase eine Zeit von 3 Sekunden. Du hast also genug Zeit, genügend Luft einzuatmen, die die Muskulatur so dringend benötigt.

Mit der richtigen Atmung kannst Du Deine Muskeln also doppelt so hart reizen oder, wenn Du bisher falsch geatmet hast, überhaupt mal bis an die Grenzen reizen!

Um Dir noch einmal zu veranschaulichen, inwieweit die richtige Atmung Deine Kraft erhöhen oder sogar erst freisetzen kann, lass mich Dir kurz von einer Szene aus „The Fighters“ erzählen.

In diesem Film möchte ein junger Mann ein MMA-Kämpfer werden. Er trainiert also und tritt voller Wucht gegen einen Boxsack, der an einer Schiene befestigt ist. Der Boxsack bewegt sich jedoch nur 10 cm.

Danach kommt der Meister zu ihm und erklärt ihm, dass er viel mehr Kraft freisetzen würde, wenn er dabei ausatmen würde.

Um ihm das zu demonstrieren, tritt der Meister gegen den Boxsack, atmet dabei kraftvoll aus und der Boxsack gleitet an der Schiene durch den ganzen Raum.

Der Schüler hat seitdem bei jedem Tritt ausgeatmet und erheblich mehr Kraft freisetzen können!

Doch Du musst etwas Geduld haben. Die richtige Atmung hat man nicht sofort drauf. Die Geduld wird sich aber auszahlen, nicht nur wegen des Erfolges beim Muskelaufbau, sondern auch weil die richtige Atmung erheblich zu Deiner Gesundheit beiträgt.

Die richtige Atmung befreit nämlich auch von Stress und somit werden wir weniger krank.

Zusammengefasst achtest Du jetzt am besten auf die Muscle-Mind-Connection, den ganzen Umfang der Bewegung bei jeder Ausführung, darauf die Spannung vom Anfang bis zum Ende zu halten und schließlich auf die richtige Atmung.

Wenn Du das machst, garantiere ich Dir, wird Dein Muskelaufbau ein neues, bisher nie da gewesenes Level erreichen!

Kapitel 9: Vorsicht vor Dysbalancen!

„Die sogenannte Gesundheit kann nur im Gleichgewicht entgegengesetzter Kräfte bestehen, wie das Aufheben derselben entsteht und besteht nur aus einem Verwalten der einen über die andern."

– Johann Wolfgang Goethe (deutscher Dichter um 1749 – 1832)

Hast Du öfter einmal Rückenschmerzen (gehabt)? Oder einen stechenden Schmerz in der Schulter? Dröhnt Dein Kopf öfter einmal vor Kopfschmerzen?

Diese Schmerzen und noch viele weitere Arten davon, können ihre Ursache in muskulären Verspannungen haben. Verspannungen, die aufgrund von „muskulären Dysbalancen" auftreten.

Dazu muss ich Dich vorab etwas Wichtiges fragen, damit Du die Relevanz dieses Kapitels einschätzen kannst.

Möchtest Du von Schmerz gekrümmt, durch den Rest Deines Lebens gehen? Du kennst das doch sicherlich, wenn Du Zahnschmerzen oder Verspannungsschmerzen hattest. Dann war doch der ganze Tag für die Katz. Bis die Schmerzen endlich nachließen, war das Leben kein schönes oder?

Und kannst Du Dir vorstellen, nicht nur eine Zeit lang Schmerzen zu haben, sondern womöglich jahrelang und zusehen zu müssen, wie Du immer weiter an Mobilität verlierst?

Das hört sich schrecklich an, oder? Dann lass´ uns gemeinsam dafür sorgen, dass es nicht so weit kommt.

Warum sie so gefährlich sind

Lass´ mich Dir kurz erklären, was es mit diesen ominösen „Dysbalancen“ auf sich hat.

Gehen wir davon aus, Du trainierst 10 Jahre lang exzessiv Deine gesamte Brustmuskulatur ohne sie zwischendurch einmal zu dehnen. Dann kann es durchaus vorkommen, dass Deine Brustmuskulatur sich wegen der regelmäßigen, dauerhaften Belastung verkürzt.

Denn Du weißt ja, dass Muskeln sich verkürzen, wenn man sie anspannt. Man muss sie aber auch wieder dehnen oder lockern. Sonst versteifen sie irgendwann und verkürzen sich.

Mehr zum Thema Dehnen erfährst Du übrigens in einem Bonuskapitel am Ende.

Nehmen wir nun an, Deine Brustmuskulatur ist ein wenig verkürzt. Was passiert dann?

Du weißt ja auch, dass der eine Muskelansatz der Brustmuskulatur an der Schulter ist. Die Schultern werden also, bei einer verkürzten Brustmuskulatur, nach vorne gezogen.

Dadurch gerät der Trapezius, das ist der Muskel am Nacken, der bis in die Mitte des Rückens reicht, unter Spannung. Doch nicht nur der Trapezius. Der gesamte Rücken gerät ein wenig unter Dauerspannung.

Die Folge davon wiederum ist, dass er ein wenig überreizt wird und sich verspannt. Durch die Verspannung wird der

Blutfluss ein wenig gestört und Nerven könnten eingeklemmt werden.

Kopfschmerzen, Verspannungsschmerzen und etwaige leichtere Verletzungen Deiner gesamten Rücken- und Schultermuskulatur können die Folge sein.

Trainiere also ausgewogen und Dir bleibt dieses Szenario womöglich erspart.

Worauf Du achten solltest

Damit Dir dieses Szenario erspart bleibt, solltest Du von Beginn an darauf achten, alles und wirklich alles zu trainieren!

Rücken, Unterrücken, Bauch, Po, Beine (Rück- und Vorderseite), Bizeps, Trizeps, vordere, mittlere und hintere Schulter, sowie Nacken, Deine Waden und die Schienbeinmuskulatur.

Das ist jede Menge, ich weiß. Aber am Ende erhältst Du ja Trainingsplanbeispiele, in denen auch all diese Muskeln (mit-)trainiert werden.

Hauptsächlich musst Du darauf achten, dass von einem Muskel der Gegenspieler genauso gut trainiert ist. Wenn Du also eine verkürzte Brustmuskulatur hast, musst Du Deinen Rücken ggf. doppelt so oft und intensiv trainieren, um ein Gleichgewicht herzustellen.

Das heißt:

- Unterrücken und Bauch mit Po sollten gleichmäßig trainiert sein

- Rücken und Brust mit Schultern (je nachdem: der vordere Schultermuskel hat nämlich als Gegenspieler den breiten Rückenmuskel und der hintere Schultermuskel eher die obere Brust; der seitliche Schultermuskel die unter Brust)

- Bizeps und Trizeps

- hintere Beinmuskeln mit den vorderen

Warum erzähle ich Dir das eigentlich?

Weil es meist für Männer attraktiver erscheint, einen dicken Bizeps und eine Heldenbrust aufzubauen und für die Frauen einen knackigen Po, als sich um irgendwelche „Dysbalancen“ Sorgen zu machen.

Aber überlege doch einmal kurz. Stelle Dir vor, Du trainierst 10 Jahre einen Muskel intensiver als seinen Antagonisten (so nennt man den Gegenspieler).

Plötzlich hast Du unglaubliche Schmerzen und Verspannungen. Jetzt 10 Jahre lang unter Schmerzen den Antagonisten zu trainieren wird sicherlich wenig Spaß machen. Mal ganz abgesehen davon, dass Du besser und schneller aufbaust, wenn Du jünger bist.

Das heißt vielleicht bekommst Du diese Dysbalancen gar nicht mehr zurechtgerückt und musst unter Schmerzen leiden, bis Deine Brustmuskulatur wieder auf ein normales Level abgebaut ist.

Trainiere also von vornherein ausgewogen, auch wenn Dir das erst einmal doof vorkommt, Deine Zeit und Energie augenscheinlich für den Muskelaufbau von Muskeln zu verschwenden, die Du gar nicht brauchst oder nicht unbedingt aufbauen möchtest.

Die häufigsten Dysbalancen

Abschließend noch eine kurze Auflistung der häufigsten Dysbalancen. Dabei nenne ich die Muskeln, die meist verkürzt sind. Du solltest dann also darauf achten, die Antagonisten (Gegenspieler) ausreichend intensiv zu trainieren.

- Brust
- Vordere Schulter
- Unterarmbeuger (wenn Du die Hand nach innen einklappst)
- Beinbeuger (Antagonisten davon sind der Po und Unterrücken)
- Bizeps

Dass diese Muskeln meist verkürzt sind, liegt an unserem Alltag. Die Gegenspieler sind dann meist ziemlich auf Spannung und das kann zu Schmerzen oder Verletzungen führen.

So zum Beispiel der Beinbeuger, der im Schoß liegt, weil wir heutzutage etliche Stunden sitzen. Der Unterrücken und Po sind deshalb meist „überspannt“ und wir klagen über Unterrückenschmerzen.

Ebenso sind viele Muskeln verkürzt, durch die wir Druckbewegungen ausführen. Also Bewegungen, mit denen wir uns von etwas wegdrücken. Denn mal ehrlich, wann ziehen wir uns schon irgendwo hoch?

Genauso beim Unterarmbeuger. Wie oft tragen wir irgendetwas und müssen unsere Hand schließen und die Hand beugen? Und wie oft, im Vergleich dazu, müssen wir die Finger oder die Hand strecken? Nahezu gar nicht!

Deshalb achte darauf, ob sich diese Muskeln verkürzen und trainiere die Gegenspieler unter Umständen ein wenig intensiver, um das Verhältnis wieder auszugleichen und Dysbalancen vorzubeugen.

Dehnen hilft dabei natürlich auch enorm. Doch zum Thema „Dehnung“ erfährst Du in Bonus-Kapitel 11 noch mehr.

Kapitel 10: Der Erfolgsgarant – die Planung

„Wenn man es nicht schafft zu planen, plant man, es nicht zu schaffen.“

– Benjamin Franklin (Schriftsteller, Erfinder u.v.m. um 1706 – 1790)

Wenn ich Dir nun sagen würde, dass Du alles an Wissen hast, was Du brauchst, um loszulegen. Was würdest Du dann tun?

Würdest Du einfach wie wild drauf los trainieren? Würdest Du ein paar Übungen machen und mit einem guten Gefühl aus dem Studio gehen?

Oder würdest Du vielmehr planlos und Hals über Kopf irgendetwas machen, um festzustellen, dass Du gar nicht wirklich weißt, was Du nun gemacht hast?

Das würde womöglich wiederum dazu führen, dass Du demotiviert wirst, weil Du Dich irgendwie fühlst, als hättest Du nichts in der Hand.

Das ist natürlich alles völlig normal, vergleicht man diese ganze Situation mit einer Schiffsfahrt. Denn dann fällt einem auf, dass etwas Entscheidendes fehlt.

Stelle Dir vor, dass sich ein Schiff im Hafen befindet. Nun möchte das Schiff losfahren. Es hat alles, was es dafür benötigt. Eine Crew, Wissen, wie man das Schiff in Gang setzt, Proviant und noch vieles mehr.

Doch Eines fehlt. Das Ziel. Und natürlich der Plan dahin.

Und so ergeht es Dir eben auch. Ohne Ziele und Plan wirst Du Dich immer wieder in der Situation wiederfinden, alles erstens halbherzig und zweitens durcheinander zu trainieren.

Schlimmstenfalls trainierst Du nur, worauf Du Lust hast und hast in ein paar Monaten Dysbalancen, deren Schmerzen Dich in die Knie zwingen und weshalb Du erst einmal das Sport treiben sein lassen musst.

Wo liegt der Zielhafen?

Als erstes solltest Du Dir daher überlegen, was Du mit dem Sport eigentlich erreichen möchtest.

Möchtest Du Muskelaufbau ergänzend zu einer anderen Sportart betreiben? Möchtest Du im Sommer am Strand den besten Eindruck hinterlassen? Oder möchtest Du einfach nur jedes Mal Dein Bestes geben, bis an Deine Grenzen gehen und darüber hinaus?

Das alles und noch viel mehr sind ehrenwerte Ziele. Ich verweise Dich noch einmal dringend auf Kapitel 2, weil ein Ziel eine Abstufung eines Traumes ist. Der Traum ist so gesehen das große Ganze, weshalb man Muskelaufbau betreibt.

Und dahinter steckt eben eine Motivation. Und die solltest Du gefunden haben. Erst dann macht es Sinn, diese Motivation als Traum zu bilden und daraus (Zwischen-)Ziele entstehen zu lassen.

Sagen wir Deine Motivation ist es, einfach gesund zu sein und gut auszusehen.

Das ist ja ziemlich abstrakt und ungenau. Denn, wann ist man gesund? Wenn man nicht krank ist? Und wann ist man krank? Wenn man nicht gesund ist? Wann sieht man gut aus? Mit 130 Kilo Muskelmasse oder definierten 70 Kilo?

Du siehst, das ist alles ziemlich vage und ungenau.

Wenn Du jetzt einfach drauf los trainieren würdest, würde das ablaufen, wie oben beschrieben. Du machst Alles und irgendwie Nichts so richtig.

Du solltest Dir also realistisch einteilen, was Du wann machst und Dir ein paar Herausforderungen schaffen, die es dann zu meistern gilt.

Doch wie macht man das? Worauf sollte man dabei achten? Das erkläre ich Dir jetzt. Zudem bekommst Du ja noch in einem Extrakapitel ein paar Trainingspläne vorgegeben. Bei diesen erkläre ich Dir sogar, warum ich sie so erstellt habe, wie sie sind.

Doch zunächst weiter dazu, wie Du demnächst Deine eigenen Pläne erstellen kannst. Du brauchst also ein Ziel. Okay, und worauf musst Du dann achten?

Die Lecks reparieren

Wenn ein Schiff ein Loch oder eine Schwachstelle hat, was sollte man tun, ehe man in tiefere Gewässer rausfährt?

Die Lecks reparieren und die Schwachstellen verstärken, oder?

Genau so musst Du beim Erstellen Deines Plans vorgehen. Du musst Dir überlegen, wo Du Schwachstellen haben könntest und diese auf jeden Fall in Deinem Plan berücksichtigen.

Findest Du Deine Arme zu dünn oder Deinen Po zu klein? Möchtest Du besonders gerne ein Sixpack, aber Dein Bauch ähnelt derzeit eher einem Fass?

Dann solltest Du diese Dinge angemessen berücksichtigen, indem Du sie in Deinen jeweiligen Einheiten als Erstes trainierst. Denn am Anfang eines Trainings hast Du am meisten Kraft und konzentrierst Dich am besten.

Falls nötig, kannst Du den betreffenden Muskel auch mehrmals die Woche trainieren, doch sei gewarnt, dass Du ihm auch genügend Zeit zur Regeneration geben solltest. Du weißt ja mittlerweile was passiert, wenn Du es nicht tust.

Inventur

Als Nächstes solltest Du natürlich berücksichtigen, was Du zur Verfügung hast. Du wirst wohl kaum mit einem Ruderboot über das Meer von Spanien nach Amerika fahren wollen, oder?

Genauso wenig Sinn ergibt es, mit einem 200 Meter langen Schiff auf das offene Meer raus zu fahren, wenn Du keinen oder nicht genügend Treibstoff hast.

Um das Ganze auf Dein Training zu übertragen, solltest Du Dich fragen, was Dir zur Verfügung steht. Trainierst Du in einem kleinen Fitnessstudio, das gerade die notwendigsten Trainingsgeräte hat oder in einem riesengroßen Studio mit Ausrüstung, womit sonst Profiathleten trainieren?

Vielleicht trainierst Du aber auch zuhause vollkommen ohne Geräte. Oder Du hast eine Langhantel, ein paar Kurzhanteln und einen sogenannten „Tower“ zuhause, mit denen Du, wie ich, zwischendurch oder hauptsächlich trainierst.

Dazu kommt noch, was Du an Geld für die Ernährung übrig hast. Kannst Du Dich leistungsorientiert und reichlich eindecken oder reicht es, wenn Du ehrlich bist, für das Nötigste? Denn Muskelaufbauernährung kann recht teuer sein.

Wenn Du Dir viel Qualität und Quantität leisten kannst, kannst Du natürlich öfter trainieren, weil Deine Muskeln besser und schneller regenerieren, wenn ihnen die passenden Nährstoffe ausreichend geliefert werden.

All das solltest Du Dir vorher überlegen. Denn es macht schließlich keinen Sinn, wenn Du in Deinen Plan schreibst, dass Du Bankdrücken machen möchtest, aber keine Bank zur Verfügung hast. Du kannst dann zwar vom Boden aus drücken, aber es ist eben nicht das Gleiche.

Genauso wenig Sinn macht es, leistungsorientiert Sport zu betreiben, wenn Du Dir lediglich Brot und Wurst leisten kannst. Denn, wenn Du 5 oder 6 Mal die Woche trainierst, brauchst Du mehr als das.

Sonst wirst Du krank, weil Dein Körper nicht die Nährstoffe, die er benötigt, um auf Dauer so eine Leistung bringen zu können.

Du solltest Dich also fragen, was Du zur Verfügung hast, was Deine Ziele sind, wo Deine Lecks liegen und dann mit den passenden Übungen zu den jeweiligen Muskeln einen Plan erstellen können.

So gehe ich bei jedem Plan vor, den ich mache.

Ich schaue mir an, was der-/diejenige für eine Motivation hat. Was für ein Traum dahintersteckt, wie ich das in Ziele unterordnen kann, was die Person für Möglichkeiten und welche Schwachstellen oder sogar Verletzungen diese Person hat.

Dementsprechend kann ich dieser Person einen individuellen Trainingsplan erstellen, der meist binnen kurzer Zeit zum Erfolg führt.

Um einen Plan zu erstellen, der Dich zum Erfolg führt, braucht es natürlich noch ein, zwei zusätzlicher Informationen. Aber das erkläre ich Dir am besten in Bonus-Kapitel 12, wenn es um Trainingspläne geht. Dann kannst Du das Wissen direkt, in einem Trainingsplan umgesetzt, sehen.

Die in diesem Kapitel vermittelten Grundsätze brauchst Du jedoch bei jedem Plan, egal, an welchen Methoden er sich orientiert, was das Training an sich anbelangt. Von daher, wende dieses neu erworbene Wissen an und Deine Pläne werden zu Profiplänen werden.

Bonus-Kapitel 11: Faszien und Dehnung

„Entspannung bedeutet, sich aktiv auf etwas anderes einlassen zu können.“

– Frank Berzbach (Autor)

Der Rücken schmerzt? Der Nacken ist steif? Bei einer kleinen falschen Bewegung zieht ein stechender Schmerz durch den unteren Rücken?

Du hast in Kapitel 9 ja bereits erfahren, dass Dysbalancen für eine Menge Schmerzen verantwortlich sein können. Doch nun erfährst Du genauer warum.

Dieses Kapitel habe ich dem Hauptbuch als Bonus-Kapitel angefügt, weil sich viel zu wenige Leute Gedanken darum machen, woher die Schmerzen kommen können. Denn oftmals ist ein Arzt die letzte Anlaufstelle, obwohl das Entstehen des Schmerzes schon viel früher hätte verhindert werden können.

Ich fand es daher wichtig, Dich aufzuklären, sodass Du vielleicht schneller schmerzfrei werden kannst, indem Du Dich in gewisser Weise selbst behandelst.

Viele haben nämlich Rückenprobleme, gehen zum Arzt, lassen sich alle möglichen Wirbel einrenken, aber nichts hilft so wirklich. Doch warum nicht? Weil das Problem eventuell woanders begründet liegt.

Warum Faszien und Wohlbefinden zusammenhängen

Hast Du den Begriff „Faszie“ schon einmal gehört? Mittlerweile wurde das Thema um die Faszien zu einem Trendthema. Überall werden sogenannte „Blackrolls“, „Faszientrainingsbücher“ und vieles Weitere zu diesem Thema verkauft.

Doch was sind Faszien? Sind Faszien eventuell sogar nur ein riesiger Werbegag, um den Verkauf von Schaumstoffrollen anzukurbeln?

In Kapitel fünf hast Du ja bereits erfahren, wie ein Muskel aufgebaut ist. Ich habe Dir da auch erzählt, dass ein Muskelfaserbündel von Bindegewebe umgeben ist.

Und letztlich sind Faszien auch nichts anderes als Muskelbindegewebe.

Sie umgeben einzelne Muskelfaserbündel, aber liegen wohl auch um die Gesamtmuskulatur des Körpers, wie eine Hülle.

Du kannst Dir das wie ein gewobenes Tuch vorstellen, dass den ganzen Körper umgibt. Jedoch kann dieses Tuch sich auch an bestimmten Stellen versteifen.

Man sagt dann, dass sich die Faszien an dieser Stelle „verklebt“ haben.

Wenn Du hin und wieder eine Massage erhalten oder selbst eine gegeben hast, wirst Du vielleicht festgestellt haben, dass es an manchen Stellen „Knubbel“ gibt.

Diese „Knubbel“ sind oftmals Faszienverklebungen.

Doch warum sind diese so schlecht? Was passiert dann, wenn sich Faszien verkleben? Und wie kann man das wieder lösen?

Dieses tuchartig gewobene Bindegewebe kann verkleben. So weit so gut. Doch was passiert dann? Unter Umständen können sich Nervenenden darin verfangen.

So drückt diese Verklebung dann auf das Nervenende, was einen Impuls auslöst. Es schmerzt. Und zwar je nachdem, wo der Nerv hinführt.

So kann eine Verspannung im Rücken einen Schmerz im Bein auslösen. Unglaublich, oder?

Das Problem daran ist, dass man die Ursache dann natürlich schwer lokalisieren kann.

Dem Schmerz vorbeugen

Um dem Schmerz vorzubeugen, kannst Du allerdings viel tun.

Du weißt ja bereits, dass sich Muskeln über die Zeit verkürzen können. Dann verkürzen sich ebenfalls die umliegenden Faszien. Genauso werden die Gegenspieler dieses Muskels gedehnt und meist überreizt. Ebenso deren Faszien.

Damit daraus dann keine Schmerzen entstehen, solltest Du Deine Muskeln regelmäßig dehnen.

Am besten kurz nach dem Training ein wenig und ein, zwei Tage später noch einmal intensiver und ausgiebiger.

Das kann Dich schon vor einer Menge Schmerzen bewahren. Doch was ist, wenn sich bereits Faszien verklebt haben?

Du kannst Dich dann entweder massieren lassen, auf einer „Blackroll“ hin- und her rollen, bis die Verklebung „weggeschmolzen“ ist oder Deine Muskeln lockern und leicht bewegen, bis Du das Bindegewebe ordentlich gelockert und durchblutet hast.

Doch am besten ist es nach wie vor, Verspannungen oder Verklebungen gar nicht erst entstehen zu lassen. Dehne Dich also regelmäßig und Dir bleibt dieses schmerzhafte Schicksal erspart.

Dabei solltest Du den Fokus besonders auf Körperbereiche legen, die oft belastet werden. Der untere Rücken zum Beispiel.

Folglich solltest Du oft beanspruchte Muskeln dehnen und lockern und deren Gegenspieler trainieren, um Dysbalancen und somit Schmerzen und Verletzungen vorzubeugen.

Wie dehnt man richtig?

Grundsätzlich musst Du, um Deine Muskeln richtig zu dehnen, die Anatomie des Muskels verstanden haben. In welcher Position der einzelnen Glieder ist der Muskel am meisten gestreckt?

Und diese Position musst Du dann eine ganze Weile halten.

Stück für Stück merkst Du dann wahrscheinlich, wie sich der Muskel lockert. Dabei habe ich noch einen besonderen Tipp für Dich, den ich durch meine jahrelange Erfahrung beim Kampfsport zu schätzen gelernt habe.

Und zwar, dass Du immer, wenn Du etwas tiefer in die Dehnung gehen möchtest, ausatmest. Daraufhin musst Du ruhig bleiben, den Schmerz aushalten, langsam und ruhig einatmen und dann wieder etwas tiefer in die Dehnung gehen und ausatmen.

Nachdem Du diese Dehnung eine gewisse Zeit gehalten hast, löse Dich LANGSAM aus der Dehnung. Lockere Deine Muskeln ein wenig und fahre mit dem nächsten Muskel fort.

Beim Dehnen ist es genauso wichtig, wie beim Training, dass Du versuchst mit der Dehnung immer etwas weiter zu kommen. Du musst nämlich gegen die Verkürzung ankommen können, die sich durch das intensive Training automatisch einstellt.

Beachte diese Grundsätze und Tipps und schon bald wirst Du Verspannungen und Verklebungen vorbeugen können und somit Schmerzen entgehen, bevor sie überhaupt entstehen können.

Bonus-Kapitel 12: bewährte Trainingspläne für Deinen Erfolg

„Erfolg hat drei Buchstaben: T – U – N."

– Johann Wolfgang Goethe

Du hast nun schon eine Menge gelernt. Um ehrlich zu sein, bist Du nun weiter und wirst erfolgreicher sein, als 80 % der Leute im Fitnessstudio. Doch nur, wenn Du diese Grundsätze befolgst.

Jedoch musst Du das gelernte Wissen auch konkret umsetzen. Und dazu musst Du Dir einen Plan machen, denn ohne Plan segelt Dein Erfolgsschiff einfach auf das offene Meer hinaus und gelangt irgendwo hin, nur nicht da, wo Du hin möchtest.

Doch dabei gibt es ebenfalls noch ein paar Dinge zu beachten. Ich habe nämlich schon unglaublich viele Trainingspläne erstellt und noch viel mehr gesehen. Und dabei habe ich festgestellt, dass viele Trainierende aufhören zu trainieren, weil sie ihr Trainingsplan demotiviert!

Wenn Du einen Trainingsplan, den angeblich schon Arnold Schwarzenegger gemacht haben soll – von dem er aber wahrscheinlich selber gar nichts weiß, weil es nur ein Marketinggag ist – umsetzen willst, scheiterst Du.

Meist sind solche abgedruckten Pläne viel zu umfangreich und richten sich auch gar nicht nach Deinem Können, Leistungsniveau und Ziel!

Deshalb werde ich Dir mehrere Pläne vorstellen und Dir anhand derer erklären, warum sie funktionieren und Erfolg garantieren, wenn Du sie richtig umsetzt.

Wesentliches

Doch damit Du die nachfolgenden Pläne auch verstehen kannst, brauchst Du noch ein wenig Fachvokabular dafür.

Notwendiges Vokabular:

Übung: Umfasst eine bestimmte Anzahl an Sätzen und Wiederholungen mit einem bestimmten Bewegungsablauf für einen bestimmten Muskel oder einen Muskelverbund. Beispiel: Bankdrücken.

Satz: Ein sogenannter Satz ist eine Aneinanderreihung von Wiederholungen der gleichen Bewegungsausführung in Verbindung mit Pausen dazwischen.

Wiederholung: Eine Wiederholung hingegen bezeichnet den gesamten Bewegungsablauf. Zum Beispiel das Heben und Senken des Gewichtes beim Bankdrücken.

Pause: Bezeichnet eben einerseits die Zeit, in der man zwischen den Sätzen, aber auch zwischen den Übungen, „verschnaufen" kann.

Meist sind die Pausen zwischen den Sätzen 30 – 90 Sekunden lang, je nachdem, wie intensiv der Satz ist. Die Pausen zwischen den Übungen können schon einmal 2 Minuten betragen.

In der Pause lädt der Körper seine Reserven wieder auf. Jedoch solltest Du beachten, dass dann der metabolische

Stress für Deinen Körper nicht mehr so stark ist. Die Folge ist, dass der Pump abnimmt und der Trainingsreiz. Behalte also Deine Pausenzeit im Auge und „verquatsche“ Dich nicht.

Wenn Du (Kraft-)Ausdauer trainierst, solltest Du die Pausen eher kurz halten. Wenn Du Maximalkraft trainierst, sollten die Pausen länger ausfallen, sodass Du wieder zu Kräften kommen kannst und Dich nicht verletzt.

Supersatz: Ein Supersatz ist eine Abfolge zweier Übungen direkt hintereinander, ohne einer Pause dazwischen. Eine Abfolge dreier oder mehr Übungen bezeichnet man dann als Riesen- oder Gigantensätze.

Reduktions- /Dropsatz: Wenn Du, nachdem Du bei einer Übung mit einem bestimmten Gewicht bis zum Versagen trainiert hast, das Gewicht reduzierst und sofort ein paar Wiederholungen hinterher machst, nennt man das Reduktions- bzw. Dropsatz/Dropset.

Eine Möglichkeit ist das Gewicht zu halbieren. Eine andere ist es, das Gewicht zu reduzieren und dann erneut reduzieren und dann erneut, bis Du bei 0 angelangt bist. So kannst Du zum Beispiel nachdem Du 70 Kilo an der Maschine gemacht hast, danach 60 machen, dann 50 usw.

Supersätze und Reduktionssätze sind besonders hilfreich, wenn Du mechanischen und metabolischen Stress vereinen möchtest. Zuerst also mit hohem Gewicht wenige Wiederholungen gemacht hast und dann noch einmal einen „Pump“ zusätzlich erzeugen möchtest.

Ebenfalls sind sie sehr nützlich, wenn Du Deine Ausdauer verbessern möchtest. Was jedoch nicht in jedem Zyklus sinnvoll ist. Doch dazu gleich mehr.

Zyklus: Der Zyklus bezeichnet einen Trainingszeitraum. Dabei gibt es größere und kleinere. Das ist allerdings für Dich nebensächlich.

Zyklische Planung

Du hast bereits in einem frühen Kapitel erfahren, dass Abwechslung ein Erfolgsfaktor für Muskelwachstum darstellt. Deshalb solltest Du auch nicht immer das Gleiche trainieren. Sowohl was Übungen, als auch Trainingsreize anbelangt.

Du solltest nicht das ganze Jahr lang Hypertrophietraining (= Muskelquerschnittstraining) machen. Kannst Du zwar gerne tun, dann darfst Du Dich aber nicht wundern, dass Deine Fortschritte auf der Stelle treten.

Wechsle daher alle drei wichtigen Bereiche zyklisch ab.

Üblicherweise geht ein Zyklus 4 – 6 Wochen, damit die Muskulatur sich zwar anpassen und wachsen kann, aber sich dann nicht ausruht und Deine weiteren Erfolge ausbleiben.

Der erste Zyklus ist meist ein (Kraft-)Ausdauer-Zyklus. Das heißt Du machst viele Wiederholungen mit relativ leichtem Gewicht oder/und sogar Ausdauertraining.

Der Sinn dahinter ist der, dass Du Dich an die Übungen gewöhnst, lernst mit der Spannung umzugehen, Deine Muscle-Mind-Connection weiter ausbaust und noch vieles mehr.

Besonders ist dabei noch, dass Du Dein Herz-Kreislauf-System weiter ausbaust und stärkst. Vereinfacht gesagt, bilden sich mehr Adern, Deine Sauerstoffzufuhr zu den einzelnen Muskeln verbessert sich und Deine Durchblutung verbessert sich.

Herz und Lunge lernen außerdem effektiver zu arbeiten, sodass Du weniger Schläge pro Minute brauchst, um mehr Blut, mit mehr Sauerstoff angereichert, durch die Arterien und Venen zu pumpen.

Die ersten 4 – 6 Wochen solltest Du Dich also dem (Kraft-)Ausdauertraining widmen. Egal, ob Du ein Anfänger oder Fortgeschrittener bist.

Die nächsten 4 – 6 Wochen solltest Du Dich dann dem Hypertrophie -(=Muskelquerschnitts-)Training widmen.

Dabei geht es vorwiegend darum, die FT-Fasern zum Wachsen zu bringen und somit dicke Muskeln heranwachsen zu lassen, die einen hohen Gesamtumsatz an Kalorien erzeugen, sodass gleichzeitig früher oder später das Fett schneller schmilzt.

Die letzten 4 – 6 Wochen solltest Du dann dem Kraftaufbau widmen. Du arbeitest also mit sehr hohem Gewicht, einer hoffentlich sehr sauberen Technik und baust somit allgemein Deine Kraft aus.

Deine Muskelzellen lernen mehr Energie bereitzustellen und Du kannst das Gewicht in allen anderen Zyklusbereichen beim nächsten Durchgang besser steigern.

Absolviere diese drei Zyklen geduldig in der vorgegebenen Reihenfolge und Du wirst sehen, wie Deine Muskeln wachsen. Denn oftmals ist nicht der offensichtlichste Weg der Weg zum Erfolg, sondern der, der Dich am schnellsten und effektivsten ans Ziel bringt.

HIT vs. Volumentraining

Grundsätzlich gibt es zwei erfolgsversprechende Systeme beim Training.

Entweder man trainiert nach dem HIT-System (High Intensity Training). Das bedeutet, dass man bei jedem einzelnen Satz mit hohem Gewicht bis zum kompletten Versagen trainiert.

Dadurch braucht man nicht so viele Trainingseinheiten, Übungen und Sätze.

Oder man trainiert nach dem System des Volumentrainings, bei dem man zusammengerechnet sehr viele Übungen, Sätze und Wiederholungen macht.

Beide Systeme haben eines gemeinsam. Man geht bis zum Limit. Ob man nun drei Übungen mit jeweils vier Sätzen und jeweils zehn Wiederholungen für die Brust gemacht hat oder nur eine Übung mit drei Sätzen und zehn Wiederholungen, aber da direkt bis zum Versagen gegangen ist.

Vereinfacht gesagt: Manchmal ist weniger mehr, wenn Du dabei bis zum absoluten Versagen gehst.

Weil das aber für viele mental und körperlich zu hart ist, kann man ein ähnliches Ergebnis auch über viele Sätze und Übungen erreichen.

Anfängerpläne

Hier nun ein paar Pläne. Die Wiederholungszahlen variieren natürlich je nach Zyklusart. Wenn Du im ersten Zyklus bist, also dem (Kraft-)Ausdauerzyklus bist, machst Du bitte zwischen 12 und 15 Wiederholungen.

Im Hypertrophiezyklus 8 – 12 Wiederholungen und im Kraftzyklus 3 – 6 Wiederholungen.

Die Sätze können dann auch variieren. Manchmal kann es sinnvoll sein nur zwei Sätze zu machen und manchmal hingegen fünf. Das musst Du beobachten, indem Du schaust, inwieweit Dich das Training fordert.

Außerdem sollte das Training nur etwa 45 Minuten bis anderthalb Stunden dauern. Zieh also durch und verquatsche Dich nicht!

Falls Du zuhause oder ohne Geräte trainierst, kannst Du die Übungen natürlich mit Übungen austauschen, die den gleichen Muskel ansprechen.

Ganzkörpertraining

Hierbei solltest Du viel Wert auf die saubere Ausführung der sogenannten „Grundübungen" legen. Das sind oftmals „mehrgelenkige Verbundübungen", die mehrere Muskeln und Gelenke beteiligen.

Denn mehrere Studien haben bereits gezeigt, dass, wenn man die Grundübungen richtig ausführt, man sich Isolationsübungen sparen kann, weil alle beteiligten Muskeln wachsen.

Was meine ich damit? Und was sind überhaupt „Grundübungen"?

Die Grundübungen sind, je nach Definition (in Klammern die beteiligten Muskeln):

- **Bankdrücken** (Brust, Schultern, Bauch, Trizeps, Bizeps auch unter Umständen ein wenig, Trapezius ein wenig und Rücken auch ein wenig)

- **Klimmzüge** (Bauch, Unterrücken, Rücken, Bizeps, hintere Schulter, Brust ein wenig, Trapezius)

- **Kniebeuge** (Oberschenkel, Po, Waden, Bauch, Unterrücken)

- **Kreuzheben** (Nahezu der ganze Körper)

- **Military Press/Schulterdrücken mit Langhantel oder Kurzhanteln** (Schultern, Brust, Trizeps, Trapezius, Bauch, Unterrücken)

- **Plank** (Nahezu der ganze Körper als Stabilisator)

- **Vorgebeugtes Rudern** (Rücken, Bizeps, hintere Schulter, Unterrücken, hintere Beinmuskulatur)

- **Evtl. Überzüge** (Rücken, Brust, Trizeps, Bauch, Unterrücken)

Du siehst also, dass diese Übungen viele Muskeln an der Bewegung beteiligen. Dadurch werden die jeweiligen Muskeln natürlich gereizt, wenn auch nur mittelbar.

Jedoch bedarf es laut mehrerer Studien manchmal keiner eigenständigen „Isolationsübungen“ mehr, um beispielsweise den Bizeps oder die Waden ausreichend zu trainieren.

Das bezweifle ich zwar, weil dieser mittelbare Reiz wahrscheinlich irgendwann nicht mehr reicht und man die kleineren Muskeln zusätzlich belasten muss, damit sie weiterhin wachsen.

Jedoch solltest Du es für Dich ausprobieren, ob Deine kleineren Muskeln, die nur mittelbar beteiligt sind, noch eine extra Einheit zum Wachsen brauchen oder ausreichend mittrainiert werden.

Ein Plan könnte gemäß den Grundsätzen aus diesem Buch also so aussehen:

Für Anfänger (ich empfehle diese Einheit 2 – 3 Mal die Woche zu machen, mit einem Tag Pause dazwischen)

Übung	Sätze x Wiederholungen
Beinpresse/Kniebeuge an der Multipresse	3 x 12 – 15 Wdh.
Brustpresse	3 x 12 – 15
Latzugmaschine (Rücken)	3 x 12 – 15
Bauchmaschine	3 x 12 – 15
Schulterdrückmaschine	3 x 12 – 15
Unterrückenmaschine	3 x 12 – 15

Ich habe hauptsächlich Maschinentraining gewählt, damit Du Dich als Anfänger erst einmal an die Ausführungen gewöhnst und Dich nicht verletzt.

Wähle ein Gewicht, mit welchem Du gerade so 12 Wiederholungen schaffst und mach´ dann 15, damit Du Deine Muskeln direkt forderst, mehr zu leisten.

Mache zwischen den Sätzen maximal 60 Sekunden Pause, falls Du es schaffst. Und wärme Dich vorher mit Cardio so ca. 10 Minuten auf. Am Ende gehst Du auch noch einmal 5 Minuten laufen oder Rad fahren.

Ober-/Unterkörper - Split

Beispielverlauf: Montag Einheit 1; Dienstag Pause; Mittwoch Einheit 2; Donnerstag Pause; Freitag Einheit 1 usw. … .

Vor jeder Einheit wärmst Du Dich bitte 10 Minuten auf. Nach jeder Einheit machst Du 5 Minuten noch einmal Cardio. An den Pausentagen dehnst Du alle Muskeln, außer Du hast extremen Muskelkater! Dann lockerst Du diese Muskulatur bitte nur leicht.

Einheit 1: Unterkörper

Übung	Sätze x Wiederholungen
Beinpresse	3 x 12 – 15
Beinbeuger liegend	3 x 12 – 15
Beinstrecker	3 x 12 – 15
Bauchmaschine	3 x 12 – 15
Rückenstrecker	3 x 12 – 15
Adduktoren- und Abduktorenmaschine	3 x 12 – 15

Einheit 2: Oberkörper

Übung	Sätze x Wiederholungen
Latzugmaschine	3 x 12 – 15
Rudermaschine	3 x 12 – 15
Brustpresse oder Butterfly	3 x 12 – 15
Schulterdrücken	3 x 12 – 15
Trizepsmaschine	3 x 12 – 15
Bizepsmaschine	3 x 12 – 15

3er Split

Dabei wird das Ganzkörpertraining auf drei Tage aufgeteilt. Am besten machst Du Montag Einheit 1, Dienstag Pause, Mittwoch Einheit 2, Donnerstag Pause, Freitag Einheit 3 und am Wochenende Cardio, indem Du zum Beispiel Laufen gehst.

Einheit 1: Trizeps, Schultern, Brust

Übung	Sätze x Wiederholungen
Trizepsmaschine	3 x 12 – 15
Schulterdrückmaschine	3 x 12 – 15
Seithebenmaschine	3 x 12 – 15
Brustpresse	3 x 12 – 15
Butterfly	3 x 12 – 15

Einheit 2: Bauch, Beine

Übung	Sätze x Wiederholungen
Bauchmaschine	3 x 12 – 15
Beine anheben hängend	3 x 12 – 15
Beinpresse	3 x 12 – 15
Beinbeuger	3 x 12 – 15
Beinstrecker	3 x 12 – 15
Adduktoren- und Abduktorenmaschine	3 x 12 – 15

Einheit 3: Unterrücken, Rücken, Bizeps

Übung	Sätze x Wiederholungen
Rückenstrecker	3 x 12 – 15
Latzugmaschine	3 x 12 – 15
Rudermaschine	3 x 12 – 15
Bizepsmaschine	3 x 12 – 15
Reverse Butterfly	3 x 12 – 15

Abschließend möchte ich noch einmal daran erinnern, dass Du in jedem 4 – 6 wöchigen Zyklus, diese Pläne machen kannst. Der einzige Unterschied, ob Du (Kraft-)Ausdauer, Hypertrophie oder Kraft trainierst, liegt in der Anzahl der Wiederholungen und dem dementsprechenden Gewicht.

Fortgeschrittenenpläne

Hier steigen wir nun auf freie Gewichte um. Falls Du noch nicht so erfahren bist, Dich aber an freie Gewichte herantrauen möchtest, dann hol´ Dir bitte einen Trainer, der Deine Ausführung im Blick hat und fange mit kleinen Gewichten an.

Oder mixe die Pläne. Schaue Dir an, welchen Muskelbereich die einzelnen Übungen trainieren und variiere nach Belieben.

Ganzkörpertraining

Empfohlene Aufteilung in der Woche: Montag Training, Dienstag & Mittwoch Pause, Donnerstag Training usw..

Übung	Sätze x Wiederholungen
Kreuzheben	3 x 12 – 15
Klimmzüge	3 x 12 – 15
Kniebeuge	3 x 12 – 15
Bankdrücken	3 x 12 – 15
Military Press im Supersatz mit Seitheben	3 x 12 – 15
Plank	3 x 30 – 60 Sek. Je nach Können

Ober-/Unterkörper – Split

Einheit 1: Unterkörper

Übung	Sätze x Wiederholungen
Kniebeuge	3 x 12 – 15
Kreuzheben	3 x 12 – 15
Beinbeuger	3 x 12 – 15
Bauch hängend; Beine auf Kinnhöhe heben	3 x 12 – 15
Bauchmaschine	3 x 12 – 15

Einheit 2: Oberkörper

Übung	Sätze x Wiederholungen
Klimmzüge	3 x 12 – 15
Rudern vorgebeugt	3 x 12 – 15
Military Press im SS mit Seitheben	3 x 12 – 15
Vorgebeugtes Seitheben SS mit Bizepscurls	3 x 12 – 15
Bankdrücken	3 x 12 – 15

3er-Split plus Cardio

Zusätzlich zu dem 3er-Split wird eine Cardioeinheit am Wochenende absolviert.

Einheit 1: Beine, Bauch, Unterrücken

Übung	Sätze x Wiederholungen
Kreuzheben	3 x 12 – 15
Kniebeuge	3 x 12 – 15
Hängendes Beinheben	3 x 12 – 15
Bauchmaschine	3 x 12 – 15
Beinbeuger	3 x 12 – 15

Einheit 2: Rücken, Bizeps

Übung	Sätze x Wiederholungen
Klimmzüge	3 x 12 – 15
Vorgebeugtes Rudern	3 x 12 – 15
Vorgebeugtes Seitheben	3 x 12 – 15
Bizepscurls mit SZ-Stange	3 x 12 – 15
Hammercurls	3 x 12 – 15

Einheit 3: Trizeps, Brust, Schultern

Übung	Sätze x Wiederholungen
Trizeps am Kabelturm mit Seil	3 x 12 – 15
Bankdrücken	3 x 12 – 15
Cablecrosses (Fliegende am Kabel)	3 x 12 – 15
Military Press	3 x 12 – 15

Seitheben mit Kurzhanteln SS Seitheben am Kabel von unten	3 x 12 – 15

Abschließende wichtige Worte und Danksagung

„Bodybuilding ist wie jeder andere Sport auch. Um erfolgreich zu sein, musst Du Dich zu 100% Deinem Training, Deiner Ernährung und Deinem Geist widmen."

– Arnold Schwarzenegger (Bodybuilder, Schauspieler, u.v.m.)

Herzlichen Glückwunsch, lieber Leser!

Wir sind nun gemeinsam einen langen Weg gegangen, aber ich bin mir sicher, dass Du viele neue Dinge auf Deinem Weg zu Deinem Traumkörper mitnehmen konntest.

Du wirst sicherlich merken, dass dieses Buch kein 08/15 – Ratgeber ist, sondern ich mich sichtlich bemüht habe, Dich mit hinter den Vorhang der Fitnessindustrie zu nehmen.

Ich habe mich bemüht, Dir nicht nur die Fische vorzusetzen, die Du haben möchtest. Stattdessen habe ich Dir beigebracht, wie Du Dein eigenes Fischernetz knüpfen kannst, sodass Du so viele Fische fangen kannst, wie Du möchtest.

Du hast gelernt, wie Muskeln funktionieren, wachsen und wieso sie manchmal nicht wachsen wollen. Du hast Ernährungsbasics erfahren, um Deinen Muskeln den richtigen Treibstoff zu geben. Damit werden sie aufgehen, wie ein Brot durch die Hefe.

Weiter hast Du etwas gelernt, was fast keiner in der Form erfahren wird. Du hast hier nämlich nicht bloß Problemlösungen erhalten. Du hast keine vorgefertigten Anleitungen bekommen, mit denen angeblich jeder in 3 Tagen 10 Kilo Muskelmasse auf- und 5 Kilo Fett verlieren kann.

Stattdessen habe ich Dir nähergebracht, wie Du ganz individuell Dein Training gestalten und um ein Vielfaches verbessern kannst!

Doch Eines muss ich zum Training noch loswerden und betonen, weil es eben so wichtig ist.

Du hast nun die Werkzeuge an der Hand, Deinen Traumkörper zu erschaffen. Doch wie eine Adonis-Statue eben Zeit benötigt, um erschaffen zu werden, brauchst Du sie auch.

Es wird womöglich Monate oder Jahre dauern, aber das ist nicht schlimm. Denn Du musst nun nicht mehr fünf Mal die Woche zum Training hasten und Dich zwei Stunden oder mehr abmühen, in der Hoffnung, dass der Ratgeber seine Versprechungen hält.

Ein paar regelmäßige Einheiten mit den Tipps, die ich in jahrelanger Erfahrung sammeln konnte, sowie eine gute Ernährung reichen vollkommen. Alles, was dann nur noch fehlt, ist Geduld.

Daher solltest Du das Buch öfter einmal zur Hand nehmen und die Kapitel erneut lesen. Denn es ist ziemlich unwahrscheinlich, dass Du nach einmaligem Lesen alles verstanden hast und umsetzen wirst.

Vieles wirst Du jetzt vielleicht schon wieder vergessen haben, was aber extrem wichtig sein kann.

Ob etwas wichtig ist oder nicht, entscheide nämlich nicht ich, sondern Du. Und zwar aufgrund Deiner Erfahrungen. Wenn

Du nämlich merkst, dass ein Tipp extrem gut funktioniert, stufst Du ihn als wichtig ein.

Doch woher sollst Du dann wissen, welche Tipps wichtig waren, wenn Du ein paar schon wieder vergessen hast und somit gar nicht umsetzen kannst?

Deshalb solltest Du das Buch öfter zur Hand nehmen, eventuell noch einmal querlesen oder einzelne Kapitel erneut lesen, damit alles in Fleisch und Blut übergeht, was ich an Dich weitergegeben habe.

Ich wünsche Dir auf jeden Fall viel Spaß dabei. Denn so anstrengend und langwierig es auch klingt, ist es gar nicht. Du wirst merken, dass die Zeit rasend schnell vorbeigeht und Du Muskeln aufbaust, wie Du sie schon immer an Deinem Körper haben wolltest.

Und wer weiß, vielleicht schreibst Du irgendwann auch mal ein Buch und teilst Deine Erfahrungen mit anderen, damit sie dann davon lernen können.

Ich würde mich riesig darüber freuen, wenn ich Dich derart inspirieren konnte. Doch über eine Sache würde ich mich genauso freuen.

Denn ich gebe mir Mühe dieses Buch ständig und stetig zu verbessern, um den Leuten wie Dir noch mehr helfen zu können. Dadurch kamst Du zum Beispiel in den Genuss der beiden Bonus-Kapitel am Ende!

Ebenso möchte ich, dass dieses Buch möglichst viele Menschen erreicht, damit auch sie ihren Traum von einem muskulösen Körper verwirklichen können.

Um diese beiden Anliegen zu erreichen, ist es mir wichtig, dass Du mir eine E-Mail mit Verbesserungsvorschlägen schreibst, während Du gleichzeitig bitte das Buch auf Amazon mit 5 Sternen bewertest und rezensierst, warum Dir das Buch gefallen hat.

Dadurch wird es dann nämlich mehr Leuten vorgeschlagen und kann mehr Leuten helfen. Du trägst also erheblich dazu bei, dass nicht nur Du endlich Deinen Traumkörper erreichst, sondern sie auch!

Am besten machst Du das direkt jetzt ehe Du weiterliest, damit Du das nicht vergisst. Darüber würde ich mich riesig freuen!

Als allerletztes habe ich noch eine besondere Empfehlung für Dich. Es war zunächst zwar eine Menge Geld für mich. Aber ich habe mir gedacht, dass ich entweder mein Geld sinnlos beim Feiern vertrinken, oder in mich investieren kann! Und so habe auch ich mich überwunden, um mein Training auf das nächste Level zu bringen.

Denn selbst die erfolgreichsten Leute haben Trainer, obwohl sie unglaublich viel Ahnung von dem Sport haben. Cristiano Ronaldo, Phil Heath, Dirk Nowitzki und noch unglaublich viele weitere Sportler haben Trainer. Also wieso nicht die Ratschläge von wem anders einholen?

Und so habe ich mir das Programm „BodyWork 360“ gekauft.

Ich muss sagen, dass es die Ersparnisse von ein paar Wochen Feiern echt wert ist!

Ich würde Dir empfehlen, es Dir jetzt sofort anzuschauen. Ich weiß nicht, wie lange es noch online sein wird. Denn ich habe gehört, dass viele andere aus der Fitnessindustrie nicht wollen, dass jemand ein so erfolgreiches Programm online hat.

Du weißt ja, jeder will irgendwie seinen Profit aus der Fitnessindustrie ziehen. Und das geht ja nicht mehr, wenn den Leuten perfekt geholfen wurde.

Auch ich begebe mich in gefährliche Gewässer, aber solange ich Dir helfen konnte, war es das wert! Ich denke nämlich, dass dieses Programm ziemlich gut Dein hier gelerntes

Wissen vertieft und erweitert. Deshalb wollte ich Dir das nicht verheimlichen und vorenthalten.

Vielen Dank, dass Du mit mir diesen Weg zu Deinem Traumkörper gehen möchtest. Vielen Dank für Deine Zeit, Deine Geduld und vor allem Deinen Mut.

Ich wünsche Dir nur das Beste, deswegen habe Geduld und bleibe weiterhin am Ball,

Dein Ben

Impressum

Autor: Benjamin Melzer

Effektiver Muskelaufbau: Wie Du Dein Muskelwachstum wirkungsvoll förderst und Deine Topform erreichst

c/o Ucount Media UG (haftungsbeschränkt)

Geschäftsführer: Johannes Bruns, Benjamin Melzer und Branko Dacevic

Sitz: Dachsweg 26, 50859 Köln

Erstauflage im Selbstverlag

Druck erfolgt per Amazon Europe (Amazon Media EU S.à r.l., 5 Rue Plaetis, L-2338, Luxembourg)

Haftungsausschluss

Der Inhalt dieses eBooks wurde mit großer Sorgfalt geprüft und erstellt. Für die Vollständigkeit, Richtigkeit und Aktualität der Inhalte kann jedoch keine Garantie oder Gewähr übernommen werden.

Der Inhalt dieses eBooks repräsentieren die persönliche Erfahrung und Meinung des Autors und dient nur dem Unterhaltungszweck. Der Inhalt sollte nicht mit medizinischer Hilfe verwechselt werden. Es wird keine juristische Verantwortung oder Haftung für Schäden übernommen, die durch kontraproduktive Ausübung oder durch Fehler des Lesers entstehen. Es kann auch keine Garantie für Erfolg übernommen werden. Der Autor übernimmt daher keine Verantwortung für das Nicht-Erreichen der im Buch beschriebenen Ziele.

Dieses eBook enthält Links zu anderen Webseiten. Auf den Inhalt dieser Webseiten haben wir keinen Einfluss. Deshalb kann auf diesen Inhalt auch kein Gewähr übernommen werden. Die verlinkten Seiten wurden zum Zeitpunkt der Verlinkung auf mögliche Rechtsverstöße überprüft. Für die Inhalte der verlinkten Seiten ist aber der jeweilige Anbieter oder Betreiber der Seiten verantwortlich. Rechtswidrige Inhalte konnten zum Zeitpunkt der Verlinkung nicht festgestellt werden.

25418204R00068

Printed in Poland
by Amazon Fulfillment
Poland Sp. z o.o., Wrocław